中医临床实习手册

神经内科

总主编　王新陆

主　编　张风霞　孙西庆　邱振刚

中国医药科技出版社

内 容 提 要

本书为《中医临床实习手册》丛书之一。依据神经内科疾病分类特点，列 10 个章节，从西医临床表现、诊断要点、鉴别诊断、西医治疗方案和中医辨证、治法方药等方面逐一论述，便于读者诊治参考。另附有该系统疾病常用方剂组成和常用辅助检查及正常值，方便读者查阅。本书内容规范、简明扼要、实用快捷，适用于各级中医、中西医医院相关科室住院医师、进修医师、实习医师参考。

图书在版编目（CIP）数据

神经内科/张风霞，孙西庆，邱振刚主编 . —北京：中国医药科技出版社，2013.10
（中医临床实习手册/王新陆主编）
ISBN 978 - 7 - 5067 - 6316 - 5

Ⅰ. ①神… Ⅱ. ①张… ②孙… ③邱… Ⅲ. ①神经系统疾病 - 中西医结合 - 诊疗 - 手册 Ⅳ. ①R741 - 62

中国版本图书馆 CIP 数据核字（2013）第 189865 号

美术编辑 陈君杞
版式设计 郭小平

出版　中国医药科技出版社
地址　北京市海淀区文慧园北路甲 22 号
邮编　100082
电话　发行：010 - 62227427　　邮购：010 - 62236938
网址　www. cmstp. com
规格　787×1092mm $\frac{1}{32}$
印张　11 $\frac{3}{8}$
字数　179 千字
版次　2013 年 10 月第 1 版
印次　2013 年 10 月第 1 次印刷
印刷　廊坊市九洲印刷厂
经销　全国各地新华书店
书号　ISBN 978 - 7 - 5067 - 6316 - 5
定价　29.00 元
本社图书如存在印装质量问题请与本社联系调换

《中医临床实习手册》

神经内科

总 主 编	王新陆
副总主编	张风霞　荀丽英　邱振刚
主　　编	张风霞　孙西庆　邱振刚
副 主 编	刘德山　王中琳　孙灵芝
编　　委	（按姓氏笔画排列）
	王海明　史学慧　朱坤林
	赵　岩　赵　哲　侯　静
	秦春云　贾玑君　董　斐

前言

　　近年来，随着我国中医教育事业的不断发展，每年都有大量的青年中医学子走上医疗岗位。而如何实现课本知识向临床知识的过渡，尽快胜任本职工作，是各级医疗机构及青年中医师十分关切的问题。有鉴于此，山东中医药大学的临床专家以王新陆教授兼容中西医特色的学术思想为宗，以中医临床科室住院医师阶段应掌握的知识技能为基础，以规范、实用、简明、新颖为原则，编写了这套《中医临床实习手册》。

　　本丛书涵盖了中医临床医学的各个学科，其中包括神经内科、心内科、呼吸内科、消化内科、肾内科、风湿免疫内科、内分泌科 7 个分册，以疾病为纲，每病又按照西医诊治和中医诊治两部分编写。西医诊治按照临床表现、西医诊断要点、西医治疗等栏目次第编写，中医诊治按照中医证型、临床表现、治则、方药栏目次第编写。全书采撷了近年较为权威的医技成果，并融汇了作者们多年的临床和教学经验，使本书极具科学性、实用性及可操作性的特点。

　　本书分册还根据专业需要，对有关疾病的症状、诊断及检查技术、治疗原则及有关诊疗标准给予了详尽的说明，以使读者能对本专业的知识有一个全面的了解，是住院医师、进修医师、实习医师阶段一套难得的临床参考书。

书中疏漏之处难免，恳请同仁指正。

丛书编委会
2013 年 5 月

编写说明

本书为《中医临床实习手册》神经内科分册。神经内科疾病是国家"十二五"慢病防控项目重点关注部分，疾病临床表现多样，病程多迁延，本手册的编写旨在提高诊断准确率，优化治疗效果。

本书依据该系统疾病分类特点，列 10 个章节，从西医临床表现、诊断要点、鉴别诊断、西医治疗方案和中医辨证、治法方药等方面逐一论述，便于读者诊治参考。本书还附有该系统疾病常用方剂的组成，既方便查阅印证，又可灵活施治。尚有常用辅助检查，方便读者对病情发展及预后的判断。

本书内容规范、简明扼要、实用快捷，适用于各级中西医院相关科室住院医师、进修医师、实习医师。希望通过我们的努力，给各位读者提供更好的帮助。

编　者
2013 年 5 月

目录

周围神经疾病

第一节　颅神经疾病

一、三叉神经痛

（一）西医诊治

【临床表现】

骤然发生的面部疼痛，局限于三叉神经感觉支配区内。发作时病人常紧按病侧面部或用力擦面部减轻疼痛。有的发作时不断做咀嚼动作，严重者可伴同侧面部肌肉的反射性抽搐，称痛性抽搐，可伴有流泪，流涎，每次发作仅数秒钟至 1~2 分钟骤然停止，间歇期正常。疼痛常自一侧的上颌支（第 2 支）或下颌支开始。临床患者面部某个区域可能特别敏感，易触发疼痛，如上下唇、鼻翼外侧、舌侧缘等，这些区域称触发点。在三叉神经皮下分支穿出骨孔处，常有压痛点。发作期间面部的机械刺激如说话、进食、洗脸、剃须、刷牙、打呵欠甚至微风拂面皆可诱发疼痛。

【西医诊断要点】

（1）阵发性、短暂的剧痛，性质如刀割或火烙。

（2）每次发作持续数秒钟至数分钟，发作间歇期没有疼痛。

（3）发作时伴有面部肌肉反射性抽搐，并有结膜充血、流泪、流涎等症状，称为痛性抽搐。

（4）疼痛多自一侧的颊支或颌支开始，常因说话、刷牙等面部刺激疼痛中心点诱起发作，称为扳机点。

（5）多在40岁以上发病，病程呈缓慢进展，除面部皮肤粗糙、眉毛脱落外，神经系统检查无阳性体征，一般很少能自愈。

【西医鉴别诊断】

（1）颌窦炎或上颌窦炎可产生三叉神经第1、2支范围的疼痛，但鼻窦骨表面常有压痛，结合X光以及鼻腔检查可资鉴别，牙痛最易与三叉神经痛混淆，牙痛多在进食冷热液体或食物时诱发，三叉神经痛在误拔牙齿后疼痛仍不消失，可进行牙齿局部检查和X线照片。颞下颌关节紊乱病可于咀嚼食物时引起下颌和颞部的疼痛，关节部位有压痛，但无其他部位的触发点。舌咽神经痛的部位在咽部及外耳道，常在吞咽时发生。三叉神经痛为面部疼痛，容易与头痛相鉴别。三叉神经眼支神经痛应与青光眼鉴别，需注意眼部症状。

（2）原发性三叉神经痛应与继发性三叉神经痛

鉴别，后者疼痛持久且伴有三叉神经麻痹，患侧面部感觉减退，眼支受损可有角膜反射迟钝或消失，第三支受损可有咀嚼肌萎缩，张口下颌歪向病灶侧或合并其他脑神经麻痹，一般药物治疗效果不满意。

【西医治疗】

继发性三叉神经痛针对病因治疗。原发性痛还缺乏绝对有效方案。止痛为目的。

1. 药物治疗

(1) 首选卡马西平（酰胺咪嗪）：首剂 100mg，每日 2 次，宜饭后服用，小剂量开始。以后每天增加 100mg，直至疼痛停止，最大量不超过 1000mg/d，以后逐渐减少，确定最低有效剂量作为维持剂量服用。若服用此药出现眩晕、步态不稳、白细胞减少应停药。孕妇忌用。

(2) 苯妥英钠（大仑丁）：开始剂量 0.1g，每日 3 次，无效可加大剂量，每日增加 0.1g（最大量不超过 0.6g/d），如产生中毒症状（头晕、步态不稳、眼球震颤）应减量到中毒反应消失为止。如此时仍有效，即以此为维持量。疼痛消失后，逐渐减量。

(3) 上述两者无效可选用巴氯芬每次 5～10mg，每日 3 次，阿米替林每次 25～50mg，每日 2 次。

(4) 氯硝安定：初始剂量 1mg/d，逐渐增加到 4～8mg/d。注意有嗜睡以及步态不稳，老年患者可偶见短暂性精神异常，停药后可缓解。

2. 半月神经节射频热凝治疗　本法安全、简便、并发症少，适用于长期用药无效或无法耐受者，可选择性破坏三叉神经痛觉纤维，基本不损害触觉纤维达到止痛效果

3. 神经阻滞法　适用于药物治疗无效或有明显副作用、拒绝手术治疗或不适于手术治疗者。取无水酒精或纯甘油、维生素 B_{12} 直接注入到三叉神经分支或半月神经接内，使之发生凝固性坏死阻断神经传导，可使局部感觉丧失而获止痛效果，但疗效不持久。

4. 手术治疗　可根据不同病情选择周围支切除术、三叉神经脊束切断术及三叉神经显微血管减压术。

（二）中医诊治

【辨证施治】

1. 肝阳上亢

[临床表现]　面部疼痛，疼痛剧烈，流泪，流涎，眩晕耳鸣，头重脚轻，可见面红目赤，烦躁易怒，失眠多梦，舌边红苔薄黄，脉弦或弦细数。

[治则]　平肝潜阳。

[方药]　建瓴汤加减。

2. 痰蒙神窍

[临床表现]　面部疼痛，疼痛剧烈，眩晕，朦胧昏昧，苔腻，脉滑。

[治则]　化痰开窍。

[方药] 礞石滚痰丸加减。

[常用中成药] 礞石滚痰丸，口服，一次6～12g，一日1次。

3. 脑瘀阻滞

[临床表现] 时有面部疼痛，疼痛剧烈，头痛，痛有定处，舌暗，脉涩。

[治则] 化瘀通脑，活络行滞。

[方药] 通脑活络汤加减。

[常用中成药] 血府逐瘀胶囊，口服，一次2～4粒，一日3次。

4. 肾阴虚

[临床表现] 面部疼痛，疼痛剧烈，腰膝酸软，时有失眠盗汗，舌红少津，脉细数。

[治则] 滋补肾阴。

[方药] 左归丸加减。

[常用中成药] 左归丸，口服，一次9g，一日2次。六味地黄丸，口服，大蜜丸一次1丸，一日2次；小蜜丸一次9g，一日2次。

5. 肾阳虚

[临床表现] 面部疼痛，疼痛剧烈，畏寒，腰膝酸冷，小便清长，舌淡苔白，尺脉沉细或沉迟。

[治则] 温补肾阳。

[方药] 右归丸加减。

[常用中成药] 右归丸，口服，一次9g，一日2次。金匮肾气丸，口服，一次1丸，一日2次。

二、特发性面神经麻痹

（一）西医诊治

【临床表现】

（1）中青年发病最多，常为单侧，两侧少见，急性起病。

（2）表现为一侧面肌完全或不完全瘫痪。患侧额纹消失，不能皱眉，眼睑闭合不能而眼裂增宽，不能闭眼，用力闭眼可见眼球上翻，称 Bell 现象。患侧鼻唇沟变浅、口角下垂、鼓气或吹口哨时漏气，进食时食物易存在颊齿之间，可伴流泪或流涎。

（3）面神经在不同水平受累还可出现其他症状，在镫骨肌支丛上部分受损将发生听觉过敏，影响鼓索纤维时可表现舌前 2/3 的味觉障碍。神经节病变，可有听觉过敏、味觉障碍、乳突疼痛、外耳道疱疹，又称 Hunt 征。

（4）面神经炎病程中，如功能恢复不全，可发生面肌挛缩。当面肌运动时挛缩更明显，可见异常运动，如患者闭眼时，患侧口角不自主上提，颈阔肌收缩或前额皱起。鳄鱼泪现象亦于异常联带运动有关，这是面神经炎后少见的并发症，患者进食时反射性流泪。

【西医诊断要点】

急性起病，病前可有受凉史、耳部疼痛史。检查为周围性面神经麻痹可确诊。应除外中枢性面神经麻痹。

【西医治疗】

急性期应尽早治疗，如不及时或措施不当，易有后遗症。

1. 药物治疗 包括激素、促代谢药、扩血管及拟胆碱能神经药。

地塞米松每次 0.25 ~ 0.5mg，每日 3 次，或泼尼松 30 ~ 60mg，每日 1 次，连用 7 ~ 10 天后减量。维生素 B_1 100mg，肌内注射，每日 1 次，或维生素 B_{12} 250mg，肌内注射，每日 1 次。他巴唑 5 ~ 10mg，每日 1 次。加兰他敏 2.5 ~ 5mg，肌内注射，每日 1 次。

2. 理疗 早期理疗极为重要，可应用红外线、短波等温热疗法。恢复期可用电兴奋刺激，针灸宜在病后 1 周进行。

3. 其他 应注意保护暴露角膜，可用眼罩及药膏。自行按摩和被动活动亦有疗效，综合治疗不能恢复功能者可行面神经和副神经吻合术。

（二）中医诊治

【辨证施治】

1. 风中经络

［临床表现］恶风，闭眼不能，口角㖞斜，耳后压痛，或见语言不利，流涎，舌淡红苔薄白，脉浮。

［治则］祛风通络。

［方药］正荣汤或大秦艽汤加减。

［常用中成药］大活络丹，温黄酒或温开水送

服。一次 1~2 丸，一日 2 次。

2. 风痰阻络

［临床表现］头晕目眩，肢体麻木，舌强不语，或见恶心呕吐，胸胁满闷，舌苔厚腻，脉弦滑。

［治则］祛风化痰，疏经通络。

［方药］牵正散或续命汤加减。

3. 脑瘀阻滞

［临床表现］口舌歪斜，语言謇涩，时有头痛，痛有定处，舌暗，脉涩。

［治则］化瘀通脑，活络行滞。

［方药］通脑活络汤加减。

［常用中成药］血府逐瘀胶囊，口服，一次 2~4 粒，一日 3 次。

三、面肌痉挛

（一）西医诊治

【临床表现】

多见于中老年人，女性多发，表现为阵发性快速不规律的一侧面部阵发性抽动，从眼轮匝肌的轻微抽动开始逐渐向口角、整个面肌扩展，重者眼轮匝肌抽动使睁眼困难。每次抽动数秒至数分钟。精神紧张、疲劳和自主运动时加重，睡眠时消失不伴疼痛。神经系统查体除面肌阵发性抽搐外，无其他阳性体征，晚期少数患者可有面肌轻度无力和萎缩。

【西医诊断要点】

（1）面部阵发性抽动，疲劳、情绪波动时加重。

（2）肌电图见肌纤维震颤和肌束震颤波。刺激面神经后患侧面肌可出现 10～65Hz 同步阵发性急促动作电位，阵挛抽动者可见 100～300Hz 的动作电位。

【西医鉴别诊断】

1. 局灶性运动癫痫 可有面肌局限性抽搐，范围大，波及头颈肢体。脑电图可见尖波、棘波、棘慢波。

2. 舞蹈病 此病面肌抽动多为双侧，常伴有躯干四肢的不自主运动，见于风湿病和遗传性舞蹈病，又该病的其他临床表现。

3. 习惯性面肌痉挛 常见于儿童及青壮年为双侧眼睑强迫运动。可自主控制，肌电图正常。

【西医治疗】

此症根治较困难，通过相应治疗可减轻症状，常选用癫痫药、镇静药、钙制剂、面神经封闭等。

（1）口服卡马西平，每次 0.3g/d，缓慢增量，需注意副作用如头晕、共济失调。氯硝西泮每次 0.5～1mg，每日 3 次。

（2）药物神经注射：面神经主干及分支注射，相关注射药物可用酒精、山莨菪碱、维生素 B_{12}、地西泮等。

（二）中医诊治

【辨证施治】

1. 风寒痹阻

［临床表现］恶风发热，面部阵发性痉挛、酸楚疼痛，舌苔薄白，脉浮或浮缓。

［治则］祛风通络，散寒除湿。

［方药］防风汤加减。

2. 肝风内动

［临床表现］面部麻木、阵发性痉挛，眩晕，头痛，耳鸣，口眼㖞斜，舌红绛干燥，脉多弦数兼滑。

［治则］平肝熄风。

［方药］天麻钩藤饮加减。

［常用中成药］天麻丸，口服，水蜜丸一次 6g，大蜜丸一次 1 丸，一日 2~3 次。

3. 血虚生风

［临床表现］面部肌肉抽颤，面色无华，爪甲不荣，舌淡苔白，脉细弱。

［治则］补养气血，滋阴熄风。

［方药］阿胶鸡子黄汤加减。

［常用中成药］阿胶膏，直接食用。

四、前庭神经元炎

（一）西医诊治

【临床表现】

剧烈眩晕、恶心、呕吐。

【西医诊断要点】

（1）常在呼吸道、胃肠道感染后发生。

（2）突然起病的剧烈眩晕、恶心、呕吐。早期有水平性眼球震颤，无耳鸣及耳聋，前庭功能减退。

（3）症状常在数周后恢复，无复发倾向，可有流行性，又称流行性眩晕。

【西医治疗】

可根据病情分别选用止吐剂、镇静剂、脱水剂及皮质类固醇等。

（二）中医诊治

【辨证施治】

1. 痰湿中阻

[临床表现] 头晕目眩，身重困倦，小便时不利，舌苔白厚腻，脉沉滑。

[治则] 除湿化痰，理气和中。

[方药] 二陈平胃散加减。

2. 脑瘀阻滞

[临床表现] 眩晕，头痛，痛有定处，舌暗，脉涩。

[治则] 化瘀通脑，活络行滞。

[方药] 通脑活络汤加减。

[常用中成药] 血府逐瘀胶囊，口服，一次2～4粒，一日3次。

3. 脑神紊乱

[临床表现] 眩晕，心神不宁，失眠健忘，易恐

易惊，舌淡苔薄白，脉缓细数。

［治则］宁脑安神，畅达气机。

［方药］宁脑安神汤加减。

4. 脑浊不清

［临床表现］眩晕，思维迟钝，记忆力低下，注意力不集中甚或痴呆，舌淡胖苔白腻，脉滑。

［治则］化浊，清脑，醒神。

［方药］化浊清脑汤加减。

5. 肾精不足

［临床表现］眩晕耳鸣，腰膝酸软，动作迟缓，精神呆钝，舌淡苔薄白，脉缓细数。

［治则］益肾填精。

［方药］大补元煎或河车大造丸加减。

［常用中成药］河车大造丸，口服，一次1丸，一日2次。

6. 肝阳上亢

［临床表现］眩晕耳鸣，头目胀痛，头重脚轻，舌红苔黄，脉弦或弦细数。

［治则］平肝潜阳。

［方药］建瓴汤加减。

［常用中成药］天麻丸，口服，水蜜丸一次6g，大蜜丸一次1丸，一日2~3次。

7. 肝风内动

［临床表现］眩晕，耳鸣，头痛，震颤，抽搐，舌红苔燥，脉弦。

[治则] 平肝熄风。

[方药] 天麻钩藤饮加减。

[常用中成药] 天麻丸，口服，水蜜丸一次 6g，大蜜丸一次 1 丸，一日 2～3 次。

第二节　脊神经疾病

一、急性炎症性脱髓鞘性多发性神经炎（AIDP）

（一）西医诊治

吉兰－巴雷综合征

急性感染性多发性神经病、急性炎症性脱髓鞘性多发性神经炎、急性炎症性脱髓鞘性多发性神经根神经炎，都是吉兰－巴雷综合征的相似称谓。主要损害多数脊神经根和周围神经，也常累及脑神经，病理改变是周围神经组织中小血管周围淋巴细胞浸润与巨噬细胞浸润以及神经纤维的脱髓鞘，严重病例可出现继发轴突变性。

【临床表现】

本病可发生于任何年龄，我国北方似乎以儿童较多，国内有报道夏秋季节多见，但通常认为本病无季节性差异。男女发病率相似。全年均可发病，多数患者起病前 1～3 周有呼吸道或胃肠道感染的症状。首发症状常为四肢远端瘫痪对称性无力，很快加重并向近端发展，或自近端开始向远端发展，可涉及躯干和脑神经，严重病例可累及肋间肌和膈肌导致呼吸麻痹。瘫痪为弛缓性，腱反射减弱或消失，病理反射阴性。初期肌肉萎缩可不明显，后期肢体远端有肌萎缩。

感觉障碍一般比运动障碍轻，表现为肢体远端感觉异常如手套、袜子样感觉减退，也可无感觉障碍。某些患者疼痛可很明显，肌肉可有压痛，尤其是腓肠肌的压痛。脑神经损害以双侧面神经麻痹最常见，其次为舌咽和迷走神经麻痹，表现为面瘫、声音嘶哑、吞咽困难。动眼、外展、舌下、三叉神经的损害较为少见；偶可见视乳头水肿。自主神经功能损害有出汗、皮肤潮红、手足肿胀、营养障碍、心动过速等症状。罕见出现括约肌功能障碍、血压降低。多数病例病情发展迅速，约3~15天内达高峰，90%以上患者的病情在4周内停止进展，但其与仍可继续加重，约1~2个月后开始恢复。本病常见的并发症是肺部感染、肺不张，少见的是心肌炎和心力衰竭。

实验室检查可见周围血细胞轻度升高。生化检查正常。发病后第一周内作脑脊液检查，多数患者可正常，第二周后，大多数患者脑脊液内蛋白增高而细胞数正常或接近正常。称为蛋白-细胞分离现象，此现象为本病的特征。蛋白增高自 0.8~8g/L 不等。这种特征性的改变在发病后第3周最明显，脑脊液压力多正常，少数病例脑脊液无变化。

肌电图检查可见，发病早期可能仅有 F 波或 H 反射延迟或消失。神经传导速度减慢，远端潜伏期延长，动作电位波幅正常或下降。

除上述典型表现之外，临床还有不典型症状。

1. Miller – Fisher 综合征　主要表现为三大特点，即共济失调、腱反射减退、眼外肌麻痹。有时可出现瞳孔改变。大部分患者病前有感染，脑脊液蛋白升高。周围神经电生理可有传导延迟，髓鞘和轴索同时受损。有时头颅 MRI 检查可发现脑干病灶。血清中有抗神经节苷酯 GQ16 抗体，没有肢体瘫痪或瘫痪较轻。

2. 急性轴索性运动神经病　多数有空肠弯曲菌感染后激发，在中国北方夏季流行。急性起病的 24～48 小时出现四肢无力的下运动神经元瘫痪，很少有感觉受累。病情严重，常有呼吸肌受累、肌肉萎缩出现早，病残率高，恢复差。电生理中主要是运动神经轴索受累、复合肌肉运动神经电位严重降低；感觉电位保留，无传导速度减退等脱髓鞘证据。20%～30% 患者血清存在神经节苷酯 GM1、GD1b 抗体。

3. 脑神经型　病前有上呼吸道或胃肠道感染史，表现为脑神经急性或亚急性的双侧对称的运动神经麻痹症状，如双侧周围性面瘫、延髓麻痹（舌咽和迷走神经损害）、复视（外展神经、动眼或外展神经麻痹)。有脑脊液蛋白细胞分离。无肢体瘫痪。

【西医诊断要点】

本病诊断要点是病前 1~3 周有感染史多为上呼吸道感染或肠道感染，急性或亚急性起病，并在四周内进展的对称性四肢弛缓性瘫痪和脑神经损害，轻微感觉异常；脑脊液蛋白 - 细胞分离现象。肌电图检查可见神经传导速度减慢，早期 F 波或 H 波反射延迟或消失，远端潜伏期延长、动作电位波幅正常或下降。

【西医鉴别诊断】

(1) 与脊髓灰质炎鉴别，其病多有发热，肌肉瘫痪多为节段性，可不对称无感觉障碍，脑脊液蛋白和细胞均增多。

(2) 急性脊髓炎：表现为截瘫，锥体束征阳性，传导束型感觉障碍和括约肌功能障碍，脑脊液蛋白和细胞均轻度增多或正常。

(3) 周期性瘫痪，发作时无感觉障碍和脑神经损害，脑脊液正常，发作时多有血钾降低和低钾心电图改变，补钾后可迅速缓解

(4) 重症肌无力也表现四肢弛缓性瘫痪，并可见对称性脑神经支配肌肉无力，特别是面瘫和咽喉部肌肉瘫痪，但本病有病态易疲劳性、波动性和新斯的明试验阳性

(5) 白喉、肉毒中毒，应作喉检、相应血清学检查。

【西医治疗】

1. 急性期治疗

（1）本病为单相性自身免疫性疾病，急性期可用免疫抑制剂。在无严重感染、血液病、心律失常等禁忌证的急性期患者可用血液置换，每次交换血浆量按40ml/kg体重或1~1.5倍血浆容量计算。轻症者每周交换2次，重症者每周交换6次，发病2周后治疗无效。

（2）加强营养，勤翻身，拍背和按摩瘫痪肢体。随时清理口腔及呼吸道分泌物，以保持呼吸道通畅。有吞咽困难者应早日鼻饲，维持营养和水、电解质平衡。严密观察病情，严防并发症的发生。

（3）药物治疗：急性期患者无免疫球蛋白过敏或先天性 IgA 缺乏症等禁忌证者，可用静脉注射 IgG。成人按0.4g/（kg·d）计算，连用5天。

血浆置换和静脉 IgG 不必联合应用，联合应用并不增效。

急性期患者无肾上腺皮质激素禁忌者可以应用地塞米松治疗，其疗效各家报道不一。可选用地塞米松 10~15mg 或甲基泼尼松龙 500~1000mg 静脉滴注，每日1次连续5天后逐步减量，以后改为口服强的松 30~50mg，隔日服用。视病情逐渐减量，疗程在1个月左右。

抗生素：由于激素大量使用，或呼吸困难、咳嗽无力时易并发肺炎、泌尿系感染，故适当应用抗生素也很必要，常用的有青霉素、红霉素、吡哌酸等。

支持疗法：应用足够的 B 族维生素、维生素 C、辅酶 Q10、高热卡易消化饮食、能量合剂、氨基酸及球蛋白等，对吞咽困难者及早鼻饲饮食。

免疫抑制剂：硫唑嘌呤口服每次 50mg，每日 2～3 次，也可环磷酰胺口服，亦可用激素治疗无效或慢性病例，或与激素合用。

本病主要死亡原因之一是呼吸肌麻痹。约有 20%～25% 的病人发生呼吸肌麻痹，一旦发生可危及病人生命。需密切观察呼吸、保持呼吸道通畅。迅速发生呼吸肌麻痹者采用紧急措施，行气管插管术，有呼吸衰竭和气道分泌物过多应及早气管切开，为使用呼吸机做好准备。

轻度呼吸肌麻痹采用间歇给氧，严密观察。也可用人工呼吸机辅助呼吸。

2. 恢复期 卧床期间加强护理，患肢处于功能位，早期进行康复，促进局部血液循环，防止肌萎缩和关节畸形，可行针灸、按摩或理疗。

急性感染性感觉性神经根炎

【临床表现】

感觉神经支配区出现感觉迟钝、疼痛、麻木、感觉过敏。症状与受损神经有关，可加重或缓解。任何部位均可受累。常表现为感觉性共济失调、关节位置感觉障碍，一般运动症状轻或无。

【西医诊断要点】

1. 临床表现　感觉性共济失调，一般运动症状少或无。

2. 脑脊液　蛋白－细胞分离现象。

3. 肌电图　神经传导速度可减慢。

【西医治疗】

肾上腺皮质激素和消炎药有效。

（二）中医诊治

【辨证施治】

1. 阴虚肺热

[临床表现] 四肢瘫痪，麻木，发热，口渴，气喘，便秘，尿黄，舌红苔黄少津，脉细数。

[治则] 清热生津，益气养阴。

[方药] 竹叶石膏汤加减。

2. 湿热

[临床表现] 四肢瘫痪，麻木，手袜套型感觉，头身困重或身热不扬，胸闷腹胀，小便赤而不利，舌苔腻，脉濡数。

[治则] 清热利湿。

[方药] 大清化汤加减。

3. 血虚津亏

[临床表现] 麻木，手袜套型感觉，口干咽燥，皮肤干燥，头晕耳鸣，失眠多梦，舌苔少或见剥脱，脉细小。

[治则] 滋阴养血。

[方药] 生津养血汤加减。

[常用中成药] 阿胶膏，直接食用。

二、慢性炎症性脱髓鞘性多发性神经病

慢性炎症性脱髓鞘性多发性神经根神经病（CIDP），是慢性病程进展的，临床表现与 AIDP 相似的免疫介导性周围神经病。

（一）西医诊治

【临床表现】

任何年龄均可罹患。60 岁以下者，发病率随年龄的增长而增加，但 70 岁以后，此现象不存在，且发病率降低。两性均可罹患，男性略多见，尤以中年男性为多。

CIDP 常无前驱感染史，起病缓慢并逐步进展，约 15% 患者以急性形式起病。临床主要表现为感觉运动神经病，即运动与感觉均有累及的周围神经病。患者表现为进行性四肢无力可见双侧对称，四肢近端和远端均受累；步行困难、举臂、上楼困难，并可逐步出现梳头、提物等困难，但一般不累及延髓肌而出现吞咽困难，也极少发生呼吸困难。

体格检查可见四肢肌力减退、伴或不伴肌肉萎缩、肌张力降低、腱反射消失、四肢末梢型感觉减退，表现为运动障碍为主、感觉障碍为主及自主神经障碍为主，但多数为混合型。四肢呼吸肌颅神经

均可受累，痛触觉和深感觉均可降低，腓肠肌常有明显压痛，凯尔尼格征阳性。神经系统症状出现缓慢，经历数月或数年，部分患者症状逐渐发展至高峰，随后再缓慢好转。有的患者呈复发性经过，最后恶化或好转。

实验室检查可见脑脊液细胞数正常，蛋白质含量明显增高，常在 0.8～2.5g/L 之间。蛋白质的高低与疾病的严重程度有一定关系。个别患者蛋白质含量亦可正常。电生理检查可见运动传导速度明显减慢，F 波潜伏期延长。神经活检可见明显神经纤维髓鞘节段脱失伴轴索变性。1/2～2/3 的神经纤维有原发性髓鞘脱失。

【西医诊断要点】

CIDP 可以下列为标准诊断。

1. 临床表现

（1）必须具备的

①进展性或复发性的运动和感觉功能障碍（1个肢体以上），临床上提示周围神经病变，症状已存在至少 2 月。

②四肢腱反射减弱或消失。

（2）支持诊断的：感觉障碍以大纤维为主。

（3）必须排除的

①手足残缺、色素性视网膜炎、鱼鳞癣，曾服用或解除可引起周围神经病的药物或毒品。

②出现感觉障碍平面。

③有明确的括约肌功能障碍。

2. 电生理检查　必须有脱髓鞘病变的主要特征。

（1）必须具备下列4点中的3点

①2根或更多根运动神经传导速度减慢。

②1根或更多根运动神经有部分性传导阻滞或异常短暂性离散，如腓神经、正中神经或尺神经。

③2根或更多根神经远端潜伏期延长。

④2根或更多根运动神经F波消失或潜伏期延长。

（2）支持诊断的

①感觉传导速度下降，小于正常低限的80%。

②H反射消失。

3. 病理

（1）必须具备的：神经活检显示有明确的脱髓鞘和髓鞘重新形成的证据。

（2）支持诊断的

①神经内膜肿胀。

②单核细胞浸润。

③"洋葱球"形成。

④束间脱髓鞘程度显著不同。

（3）必须排除的：神经活检标本显示血管炎、神经纤维肿胀、淀粉样沉积、肾上腺脑白质营养不良，异染性脑白质营养不良、球样细胞性脑白质营养不良等疾病。

4. 脑脊液检查

（1）必须具备的

①血清 HIV 阴性的患者，细胞数小于 $10/mm^3$，血清 HIV 阳性的患者，细胞数小于 $50/mm^3$。

② VDRL 阴性。

（2）支持诊断的：蛋白升高

根据上述标准 CIDP 可作如下诊断。

1. 肯定　具有临床表现（1）和（3），电生理检查（1），病理（1）和（3），脑脊液检查（1）。

2. 拟诊　具有临床表现（1）和（3），电生理检查（1），脑脊液检查（1）。

3. 可疑　具有临床表现（1）和（3），电生理检查（1）。

CIDP 仍需与 AIDP、运动神经元病、多灶性运动神经病、遗传性周围神经病、代谢性周围神经病等相鉴别。AIDP 起病急，病程很快达到高峰，病前常有感染史，部分患者可出现呼吸肌无力；运动神经元病无感觉障碍，肌电图示失神经支配电位；多灶性运动神经病有特征性的电生理表现，感觉障碍少见；遗传性周围神经病患者常有家族史；代谢性周围神经病有原发病的症状和体征。

本病常可与其他疾病，如多发性骨髓瘤、中枢神经系统脱髓鞘性疾病、人类免疫缺陷病等相并存。

【西医治疗】

（1）许多免疫治疗方法都可用于 CIDP，并可获得较好疗效，如静脉用免疫球蛋白（IVIG）、血浆置换和激素治疗。

研究显示 IVIG 和血浆置换的短期疗效基本相同，因 IVIG 副作用小，使用简便，尽管价格昂贵，但目前已被认为是首选治疗。在长期治疗中，联合应用 IVIG 和激素效果最好。IVIG 治疗 CIDP 的确切机制不明，可能的机制是中和自身抗体，并与补体结合，阻断巨噬细胞反应以抑制脱髓鞘的进行。IVIG 治疗对大部分（70% ~ 90%）的 CIDP 患者有效，特别是那些上下肢都受累的患者。IVIG 治疗的副作用是急性脑病、无菌性脑膜炎和脑梗塞。无菌性脑膜炎可能与外源性 IgG 进入脑脊液引起的免疫反应有关。脑脊液检查可显示中性粒细胞数或淋巴细胞数上升。

（2）国内仍在广泛应用激素治疗，效果也较好，一般应用 3 ~ 4 周后逐步减量。

激素治疗效果较为肯定，激素疗法大致有如下几种。

小剂量疗法：疗效慢，不能完全缓解，易复发或恶化。

中剂量疗法：泼尼松 0.5 ~ 0.75mg/（kg·d），每日 1 次顿服，效果优于前者。

大剂量疗法：泼尼松 1.0 ~ 1.5mg/（kg·d），每日 1 次顿服。

大剂量泼尼松隔日一次疗法：100 ~ 200mg/d，隔日 1 次顿服。

隔日泼尼松渐减法：从 120mg/d 开始至第六周减为 20mg/d，第七周减为 5mg/d，第八周减为 2.5mg/d，共 12 周减完。或用维持量（35mg/d 以上）长期治疗。为了减少激素的不良反应不少学者推荐大剂量泼尼松隔日疗法开始，达最高疗效后逐渐缓慢减量，最后维持量，可治疗数年，效果满意。

（3）对激素不敏感者，可选用免疫抑制治疗如硫唑嘌呤 100～150mg/d，分 2～3 次口服。

（4）其他疗法：血浆置换法对于发生呼吸肌麻痹者挽救生命很有价值，但是需要做多次，对患者经济负担较重，不做常规治疗。全身淋巴结放射法，尚需要进一步观察。

（二）中医诊治

【辨证施治】

同急性炎症性脱髓鞘性多发性神经病。

1. 阴虚肺热

［临床表现］四肢瘫痪，麻木，发热，口渴，气喘，便秘，尿黄，舌红苔黄少津，脉细数。

［治则］清热生津，益气养阴。

［方药］竹叶石膏汤加减。

2. 湿热

［临床表现］四肢瘫痪，麻木，手袜套型感觉，头身困重或身热不扬，胸闷腹胀，小便赤而不利，舌苔腻，脉濡数。

［治则］清热利湿。

［方药］大清化汤加减。

3. 血虚津亏

［临床表现］麻木，手袜套型感觉，口干咽燥，皮肤干燥，头晕耳鸣，失眠多梦，舌苔少或见剥脱，脉细小。

［治则］滋阴养血。

［方药］生津养血汤加减。

［常用中成药］阿胶膏，直接食用。

三、坐骨神经痛

（一）西医诊治

【临床表现】

本病于男性青年多见，以单侧性为多。

1. 根性坐骨神经痛　多为急性或亚急性起病，少数为慢性。开始常有下背部酸痛或腰部僵硬不适感。典型疼痛是自腰部向一侧臀部及大腿后面腘窝、小腿外侧和足背放射，呈烧灼样或刀割样疼痛，在持续性基础上有发作性增剧，夜间更甚。咳嗽、喷嚏用力排便时疼痛加剧。患者常取特殊的减痛姿势，如睡时卧向健侧、患侧膝部微屈，仰卧起坐时患侧膝关节屈曲，坐下时健侧臀部先着椅，站立时身体重心移在健侧日久造成脊柱侧弯，多弯向患侧。病变水平的腰椎棘突或横突常有压痛。牵拉坐骨神经的试验可引起疼痛：①患者仰卧下肢伸直，检查者将患肢抬高，如在70°范围内患者感到疼痛为拉塞格征阳性。②颏胸试验主要是牵引坐骨神经根部，患者仰卧下肢伸直，检查者将患者的头颈部尽量前屈，使下颏触及胸前，如激发或加剧疼痛为阳性。患侧小腿外侧和足背可有针刺、发麻等感觉，客观检查该处可有轻微感觉减退，出现足和足趾运动功能受损，踝反射减弱或消失。

2. 干性坐骨神经痛 多为亚急性或慢性起病，少数为急性，疼痛部位主要沿坐骨神经通路，腰部不适不明显，也有根性坐骨神经痛的减痛姿势。沿坐骨神经行程有几个压痛点：①腰椎旁点：第4、5腰椎棘突外侧2cm处。②臀点：坐骨结节与股骨大粗隆之间。③腘点：腘窝横线中点上2cm处。④腓肠肌点：小腿后面中央。⑤踝点：外踝之后拉塞格征阳性，小腿外侧和足背的感觉障碍比根性者略为明显，坐骨神经支配区的肌肉松弛，并有轻微肌萎缩，踝反射常减退或消失。

【西医诊断与鉴别诊断】

根据疼痛的分布，加剧和减轻疼痛的特殊姿势，以及直腿上举试验等检查，诊断一般不难。原发性和继发性的区别在于原发性坐骨神经痛起病较突然，痛点压痛明显，肌萎缩不明显。继发性起病较徐缓，腰痛明显，但痛点压痛不明显，常伴有肌萎缩，根性和干性坐骨神经痛的区别是前者在咳嗽、用力时疼痛加剧且呈放射性，腰椎横突和棘突压痛及叩击痛明显，痛点压痛轻微或不明显，坐骨神经牵拉症状较轻，肌力减退和反射消失明显，干性的压痛点压痛明显、咳嗽、用力时疼痛加剧，坐骨神经牵拉症状明显，必要时可进行脑脊液、X线摄片、CT或MRI检查。坐骨神经痛应与腰肌劳损、梨状肌综合征、髋关节病变疼痛鉴别。腰肌劳损有明显的腰部扭伤史、腰部劳累史，主要为腰痛，腰痛可放射至大腿前部，压痛点在腰肌，拉塞格征阴性。梨状肌综合征多因下肢外展时扭伤、局部肌肉痉挛压迫坐骨神经臀部疼痛，臀肌可有萎缩，臀肌深部可触及索状肌束并有压痛，踝反射正常。髋关节病变疼痛在关节范围内，局部压痛，髋关节内收外展时疼痛明显加剧。

【西医治疗】

针对病因进行治疗。

急性期应卧床休息，椎间盘脱出者应睡硬板床，局部进行热敷、离子透入、透热疗法。针灸、推拿可根据病情选用，口服止痛剂、镇静剂及血管扩张药。

对上述治疗无效，病因明确者可考虑手术治疗。

（二）中医诊治

【辨证施治】

1. 寒滞经脉

［临床表现］下肢放射性疼痛，疼痛剧烈，舌淡苔白，脉沉紧。

［治则］温经散寒，通络止痛。

［方药］当归四逆汤加减。

2. 湿热浸淫

［临床表现］下肢放射性疼痛，疼痛剧烈，舌淡

苔薄黄，脉滑数。

［治则］清热利湿，舒筋通络。

［方药］四妙散加减。

［常用中成药］四妙丸，口服，一次6g，一日2次。

3. 瘀血阻络

［临床表现］下肢放射性疼痛，疼痛剧烈，痛有定处，舌暗红有瘀斑苔白，脉涩。

［治则］活血化瘀，理气止痛。

［方药］身痛逐瘀汤加减。

［常用中成药］血府逐瘀胶囊，口服，一次2～4粒，一日3次。

4. 痰浊流注

［临床表现］下肢放射性疼痛，胸闷，舌红苔腻，脉滑。

［治则］化痰散结，温经止痛。

［方药］阳和汤加减。

5. 气血两虚

［临床表现］下肢放射性疼痛，神疲懒言，心悸乏力，舌淡苔白，脉细弱。

［治则］调补气血，温经通络。

［方药］黄芪桂枝五物汤加味。

［常用中成药］归脾丸，口服，一次6g，一日3次。

6. 肝肾不足

［临床表现］下肢放射性疼痛，腰膝酸软，舌红少津，脉细数。

［治则］补养肝肾，祛邪通络。

［方药］独活寄生汤加减。

［常用中成药］六味地黄丸，口服，大蜜丸一次1丸，一日2次；水蜜丸一次9g，一日2次。

四、枕神经痛

（一）西医诊治

【临床表现】

头痛，颈部僵硬，板胀不适。

【西医诊断要点】

枕、颈部自发或在活动头部、咳嗽时产生的疼痛，为持续性。

枕外粗隆与乳突连线中、外1/3处有压痛，可向头顶前额放射。

【西医治疗】

（1）病因治疗。

（2）局部止痛：热敷、按摩、理疗、封闭。

（3）维生素B族以及各种止痛剂。

（二）中医诊治

【辨证施治】

1. 风寒表证

［临床表现］头身疼痛，恶寒重，发热而无汗，时有鼻塞喷嚏，苔薄白，脉浮紧。

［治则］辛温解表。

［方药］荆防达表汤加减。

2. 风湿表证

［临床表现］头晕而重，肌肉关节疼痛，恶寒发热汗不解，苔白滑，脉浮。

［治则］祛风除湿。

［方药］羌活胜湿汤或苏羌达表汤加减。

3. 风热表证

［临床表现］头痛，口微渴，微恶风寒，少汗，全身不适，舌红苔白，脉浮数。

［治则］辛凉解表。

［方药］银翘散加减。

4. 风热疫毒

［临床表现］头痛剧烈，恶寒轻发热重，咽喉肿痛，舌红苔薄黄，脉浮数。

［治则］疏散风邪，清热解毒。

［方药］普济消毒饮加减。

5. 肝阳上亢

［临床表现］头痛、头重脚轻，眩晕，耳鸣，烦躁易怒，失眠多梦，舌边红苔薄黄，脉弦或弦细数。

［治则］平肝潜阳。

［方药］建瓴汤加减。

［常用中成药］天麻丸，口服，水蜜丸一次6g，

大蜜丸一次 1 丸，一日 2~3 次。

6. 痰蒙神窍

[临床表现] 头重，神情痴呆，抑郁，朦胧昏昧，苔腻，脉滑。

[治则] 化痰开窍。

[方药] 礞石滚痰丸加减。

[常用中成药] 礞石滚痰丸，口服，一次 6~12g，一日 1 次。

7. 脑瘀阻滞

[临床表现] 口舌㖞斜，语言謇涩，时有头痛，痛有定处舌暗，脉涩。

[治则] 化瘀通脑，活络行滞。

[方药] 通脑活络汤加减。

[常用中成药] 血府逐瘀胶囊，口服，一次 2~4 粒，一日 3 次。

8. 肾阴虚

[临床表现] 头痛，五心烦热，腰膝酸软，舌红，脉细数。

[治则] 滋补肾阴。

[方药] 左归丸加减。

[常用中成药] 左归丸，口服，一次 9g，一日 2次。六味地黄丸，口服，大蜜丸一次 1 丸，一日 2次；小蜜丸一次 9g，一日 2 次。

9. 阴虚火旺

[临床表现] 头痛，潮热盗汗，五心烦热，颧红，舌红苔黄少津，脉细数。

[治则] 滋阴降火。

[方药] 知柏地黄丸加减。

[常用中成药] 知柏地黄丸，小蜜丸一次 9g，一日 2 次。

10. 肾阳虚

[临床表现] 头痛，畏寒，面色㿠白，腰膝酸冷，小便清长，舌淡苔白，脉沉细。

[治则] 温补肾阳。

[方药] 右归丸加减。

[常用中成药] 右归丸，口服，一次 9g，一日 2 次。金匮肾气丸，口服一次 1 丸，一日 2 次。

11. 气血两虚

[临床表现] 神疲乏力，面色无华，手足麻木，时有心悸失眠，舌淡而嫩，脉细数无力。

[治则] 调理脾胃，气血双补。

[方药] 八珍汤加减。

[常用中成药] 归脾丸，口服，一次 1 丸，一日 2 次。

五、臂丛神经炎

（一）西医诊治

【临床表现】

1. 整个臂丛损伤 上肢呈完全性弛缓性瘫痪，迅速出现肌萎缩，肌张力降低、腱反射减弱或消失，臂到肩的感觉几乎完全消失，以及皮肤营养、汗液分泌障碍等自主神经症状，有时可出现霍纳征。

2. 臂丛部分损害 分为三型。

（1）臂丛上干型损害：臂丛神经干位于锁骨上窝内，受损特点是上肢近端损害，而手及手指功能保留，主要是三角肌、肱二头肌、肱肌及肱桡肌瘫痪和萎缩，有时岗上肌、冈下肌和肩胛下肌亦可波及。因此患者上肢不能上举，不能屈肘、外展、内旋与前收。肱二头肌反射消失，桡骨膜反射也可减弱。由于感觉纤维支配的重叠，感觉常保存，也可在上臂和前臂外侧面有部分缺失。上干损伤最为常见。

（2）臂丛下干型损害：尺神经、臂和前臂内侧皮神经及部分正中神经功能障碍，表现为肢体远端瘫痪、腕和手指不能屈曲，形成爪型手。前臂不能伸直，病侧出现霍纳征。感觉缺失可见于手臂、前臂的内侧面，皮肤水肿和营养障碍等自主神经症状明显。

（3）中干损伤：桡神经及部分正中神经麻痹，

表现为上臂前臂伸直、伸腕伸指力减弱，肱桡肌不受侵犯。单纯中干损伤较少，往往以某一干损伤为主，同时可有其他诸干损伤。

【西医诊断要点】

（1）整个臂丛损伤可见上肢完全迟缓性瘫痪，迅速出现肌萎缩，肌张力减低，腱反射减弱，臂到肩感觉完全消失，臂丛近干损伤可见上肢近端损害，此种损伤最常见。

（2）肌电图显示臂丛神经支配的肌肉有失神经电位，多相电位增多，时程延长。

（3）X线摄片可帮助脱臼、骨折、肿瘤等。

【西医治疗】

根据损害种类、病程、程度及有无合并症选择不同的治疗方法。神经已断裂者应手术缝合，被疤痕组织压迫者应神经松解术。紫外线照射、透热疗法、感应电疗法、按摩、被动锻炼应尽早使用。保持肢体功能位，为促进神经再生可用维生素 B_1、维生素 B_{12} 等。

（二）中医诊治

【辨证施治】

1. 气滞血瘀

[临床表现] 上肢痿软无力，胸胁胀闷，舌紫暗或见瘀点，脉涩。

[治则] 疏肝理气，活血化瘀。

[方药] 血府逐瘀汤或金铃子散合失笑散加减。

[常用中成药] 血府逐瘀胶囊，口服，一次2～4粒，一日3次。

2. 湿热

[临床表现] 上肢痿软无力，头身困重，肢体倦怠，腹胀，小便赤而不利，舌苔腻，脉濡缓。

[治则] 清热利湿。

[方药] 大清化汤加减。

六、桡神经损伤

（一）西医诊治

【临床表现】

垂腕，手背感觉障碍。

【西医诊断要点】

（1）垂腕，上臂、前臂下部、手腕、手的背面桡侧及拇指、食指、中指的背面感觉障碍，疼痛症状少见。

（2）肌电图显示桡神经失神经改变。

（3）损害高度不同而表现不同，在腋下分出支配三头肌分支以上损伤，出现完全性桡神经麻痹，上肢伸肌均瘫痪，不能伸肘、伸指及外展拇指。由于腕屈曲时，协同肌无力而握力也减弱。如损伤在二头肌以下，由于伸腕支保留，仅出现伸指功能障碍，无垂腕。感觉障碍轻微，仅手背拇指第1、第2掌骨间隙局部感觉减退。

【西医治疗】

1. 病因治疗 脱离中毒环境，正确处理骨折等。

2. 物理治疗 短波、红外线、直流电、感应电等理疗，按摩改善血液循环，促进功能恢复。

3. 药物治疗 早期肌肉注射维生素 B 族、ATP或 CTP，急性期为促进神经炎症消失，可应用激素并减少神经水肿，亦可试用地巴唑、维生素 E 口服。

4. 手术治疗 药物效果不明显时可考虑神经再植术。

（二）中医诊治

【辨证施治】

1. 气滞血瘀

［临床表现］上肢痿软无力，胸胁胀闷，舌紫暗或见瘀点，脉涩。

［治则］疏肝理气，活血化瘀。

［方药］血府逐瘀汤或金铃子散合失笑散加减。

［常用中成药］血府逐瘀胶囊，口服，一次 2～4 粒，一日 3 次。

2. 湿热

［临床表现］上肢痿软无力，头身困重，肢体倦怠，腹胀，小便赤而不利，舌苔腻，脉濡缓。

［治则］清热利湿。

［方药］大清化汤加减。

七、正中神经损伤

（一）西医诊治

【临床表现】

猿手、皮肤干燥。

【西医诊断要点】

（1）运动、感觉障碍：前臂不能旋前，拇指不能弯曲，外展内收及对掌不能，第1、2、3、4指屈曲不能，第2、3指中节不能伸展。大鱼际肌萎缩而呈猿手。桡侧掌面3个指及食指、中指背面感觉障碍

（2）营养、血管运动障碍：皮肤苍白或潮红，多汗或无汗，皮肤角化过度或变薄，部分损害时可发生灼性神经痛，呈持续性，情绪波动或活动而加重，冷、热、轻触等触发疼痛。可伴有皮肤干燥、光滑、指甲无光、变脆等自主神经症状。

（3）肌电图显示正中神经失神经改变。

【西医治疗】

基本同桡神经损伤。

1. 病因治疗 脱离中毒环境，正确处理骨折等。

2. 物理治疗 短波、红外线、直流电、感应电等理疗，按摩改善血液循环，促进功能恢复。

3. 药物治疗 早期肌内注射维生素B族、ATP或CTP，急性期为促进神经炎症消失，可应用激素并减少神经水肿，亦可试用地巴唑、维生素E口服。

4. 手术治疗 药物效果不明显时可考虑神经再植术。

（二）中医诊治

【辨证施治】

1. 气滞血瘀

［临床表现］上肢痿软无力，胸胁胀闷，舌紫暗或见瘀点，脉涩。

［治则］疏肝理气，活血化瘀。

［方药］血府逐瘀汤或金铃子散合失笑散加减。

［常用中成药］血府逐瘀胶囊，口服，一次 2 ~ 4 粒，一日 3 次。

2. 湿热

［临床表现］上肢痿软无力，头身困重，肢体倦怠，腹胀，小便赤而不利，舌苔腻，脉濡缓。

［治则］清热利湿。

［方药］大清化汤加减。

八、尺神经损伤

（一）西医诊治

【临床表现】

手部肌肉萎缩，手掌扁平呈爪型。

【西医诊断要点】

手部各小肌肉萎缩，腕和手指的屈曲和内收障碍使手向桡侧偏转。小鱼际肌、骨间肌、蚓状肌萎缩，手掌变平呈爪型。拇指内收无力，第4、5指屈曲力弱，手指不能分开或合拢，患者不能用拇指和食指夹纸片，无法完成精细动作。手掌、背面尺侧、整个小指、无名指尺侧感觉减退。

肌电图显示尺神经失神经改变。

【西医治疗】

基本同桡神经损伤。

1. 病因治疗 脱离中毒环境，正确处理骨折等。

2. 物理治疗 短波、红外线、直流电、感应电等理疗，按摩改善血液循环，促进功能恢复。

3. 药物治疗 早期肌肉注射维生素 B 族、ATP 或 CTP，急性期为促进神经炎症消失，可应用激素并减少神经水肿，亦可试用地巴唑、维生素 E 口服。

4. 手术治疗 药物效果不明显时可考虑神经再植术。

（二）中医诊治

【辨证施治】

同臂丛神经炎。

九、腓神经麻痹

（一）西医诊治

【临床表现】

足部下垂并内翻，呈跨越步态。

【西医诊断要点】

多见于老年人体重明显下降时，健康人中好发于身材高、腿长的患者。主要表现为足部无力，不能用足跟站立，足背屈外翻困难，表现为足下垂并内翻，呈跨越步态。可有腓骨肌萎缩，小腿变细、小腿前外及足背感觉减退，检查可有跟腱反射消失或减弱。

肌电图显示腓神经视神经改变，腓神经传导速度减慢。

【西医治疗】

针灸、理疗、维生素治疗。加强足背屈及外翻肌力的锻炼。

（二）中医诊治

【辨证施治】

同臂丛神经炎。

十、肋间神经痛

（一）西医诊治

【临床表现】

胸背部发作性电击样痛。

【西医诊断要点】

（1）胸背部发作性电击样痛。

（2）根据病因分原发继发性，前者少见，后者常为肋骨骨折、胸膜炎、肺癌胸椎转移所致。咳嗽、喷嚏或用力会诱发或加重疼痛。相应区域感觉过敏，肋骨常有压痛，病毒性肋间神经节炎可在相应肋间皮肤出现带状疱疹，疼痛可出现在出疹前或后。

【西医治疗】

病因治疗、对症治疗，可选用维生素、理疗或肋间神经封闭等方法。

（二）中医诊治

【辨证施治】

1. 气滞血瘀

［临床表现］胸部走窜疼痛，舌紫暗或见瘀点，脉涩。

［治则］疏肝理气，活血化瘀。

［方药］血府逐瘀汤或金铃子散合失笑散加减。

［常用中成药］血府逐瘀胶囊，口服，一次2～4粒，一日3次。

2. 气滞痰凝

［临床表现］胸痛，胸胁满闷，呕恶，舌红苔白腻，脉滑。

［治则］理气消痰。

［方药］四七汤或消膈散加减。

3. 寒凝血瘀

［临床表现］胸痛，畏寒，得温痛减，舌红苔白，脉涩。

［治则］散寒通脉。

［方药］当归四逆汤加减。

第二章 *Chapter*

脊髓疾病

第一节 脊髓感染性疾病

一、急性非特异性脊髓炎

（一）西医诊治

【临床表现】

1. 前驱症状 部分患者病前数天或 1~2 周常有上呼吸道感染症状，或有疫苗接种史。受凉、过劳、外伤常为发病诱因。

2. 发病情况 起病较急，首发症状为双下肢麻木无力，病变相应部位的背痛，病变节段多有束带感，多在 2~3 天内进展至高峰。

3. 感觉障碍 受累节段以下各种感觉缺失，有患者在感觉障碍上区有一过敏带或束带样感觉。

4. 运动障碍 病变部位水平以下肢体瘫痪，急性期有脊髓休克，表现为瘫痪肢体肌张力减低、腱反射消失，病理反射阴性，2~4 周后表现为肌张力增高，腱反射亢进，病理征阳性。

5. 膀胱、直肠和自主神经功能障碍 早期有大小便功能障碍，或尿潴留，病变节段以下皮肤干燥、无汗、足底皲裂、指甲松脆。

6. 不同节段脊髓损害的临床表现特点

（1）颈段脊髓炎：表现为四肢瘫痪，C_4以上节段损害时四肢均为痉挛性瘫痪，并有呼吸肌麻痹出现，呼吸困难。颈膨大部脊髓炎，表现为双上肢迟缓性瘫痪和双下肢痉挛性瘫痪。

（2）胸段脊髓炎：表现为双下肢痉挛性瘫痪。

（3）腰段脊髓炎：仅出现双下肢弛缓性瘫痪。

（4）骶段脊髓炎出现马鞍区（会阴部）感觉障碍，肛门及提睾反射消失，无明显肢体运动障碍和锥体束征。

7. 脊髓炎的特殊类型

（1）急性上升性脊髓炎：发病快，感觉和运动障碍由下到上发展快，从下肢影响到上肢甚至颈部和延髓，很快出现四肢完全性瘫痪、呼吸困难、吞咽困难和言语不能而威胁生命。

（2）弥漫性脑脊髓炎：脊髓炎病变较弥散，影响到脑干或大脑，出现多组颅神经麻痹，或意识障碍精神异常。

（3）脊膜脊髓与脊膜脊神经根脊髓炎：病变影响到脊膜和脊神经，出现脑膜与神经根刺激症状，颈项强直，凯尔尼格征、拉塞格征阳性。

【西医诊断要点】

（1）急性起病，发病前有上呼吸道感染或疫苗接种史，2～3 天症状进展至高峰

（2）迅速出现脊髓横断性损害的症状和体征，伴有膀胱直肠功能障碍。

（3）辅助检查：①周围血象：病程早期可有轻度白细胞增高，合并感染时可明显增高。②脑脊液：腰穿动力学检查示椎管通畅，脑脊液压力不高，脑脊液白细胞计数正常或偏高，一般为（20～200）× 10^6/L，以淋巴细胞为主蛋白含量可轻度增高，多在 0.5～1.2g/L，少数患者达 2g/L。糖和氯化物正常。③脊髓造影或 MRI 可见病变部位脊髓水肿、增粗等改变。

（4）并发症：①压疮形成：多见于臀部、骶尾部。②尿路感染：多由于排尿困难行持续导尿所致。③肺炎：多见于有呼吸肌麻痹者。

【西医治疗】

1. 激素　可应用地塞米松 10～20mg/d（或氢化可的松 100～200mg/d）静脉滴注，每日 1 次，7～10 天为一疗程，病情稳定后改为泼尼松口服，注意激素不良反应。

2. 神经营养剂　维生素 B_1、维生素 B_2、维生素 B_{12} 等，有助于神经功能的恢复。

3. 抗生素　应用抗生素以预防感染。

4. 加强护理　应定期翻身，每 2～3 小时一次保

持皮肤干燥，防止压疮。有排尿障碍者应进行无菌导尿，定期冲洗膀胱，预防尿路感染。

5. 康复 恢复期进行康复治疗如理疗、体疗、针灸，加强瘫痪肢体功能障碍，防止肢体关节挛缩、足下垂等。

（二）中医诊治

【辨证施治】

1. 阴虚肺热

[临床表现] 麻木无力，咳嗽，无痰，舌红少津，脉数。

[治则] 益气养阴，清热生津。

[方药] 竹叶石膏汤加减。

2. 湿热浸淫

[临床表现] 麻木无力，头身困重，肢体倦怠，腹胀，小便赤而不利，舌苔腻，脉濡缓。

[治则] 清热利湿。

[方药] 大清化汤或加味二妙散加减。

3. 脾胃气虚

[临床表现] 麻木无力，神疲乏力，舌淡苔白，脉细弱。

[治则] 益气健脾，和胃养胃。

[方药] 补中益气汤加减。

4. 肝肾亏损

[临床表现] 麻木无力，截瘫，腰膝酸软，舌红少津，脉细数。

［治则］滋肾柔肝，强筋健骨。

［方药］虎潜丸加减。

［常用中成药］虎潜丸，口服，每天2次，每次20粒。左归丸，口服，一次9g，一日2次。六味地黄丸，口服，大蜜丸一次1丸，一日2次；小蜜丸一次9g，一日2次。

二、急性脊髓前角灰质炎

(一) 西医诊治

【临床表现】

1. 前驱期 潜伏期为5~14天。起病可急可缓、主要为上呼吸道感染及胃肠炎的症状，以发热、乏力、头痛、全身不适、咽痛以及食欲不振、恶心、呕吐、腹泻等症状为主，一般持续1~3天，如不发展，迅速恢复，即为"顿挫型"。

2. 麻痹前期 可有三种情况：①前驱期直接发展至本期。②前驱症状消失后1~6天，体温再次上升，称"双峰热型"。③可无前驱期而直接进入此期。本期特点为，出现中枢神经系统感染的病症而不出现麻痹，主要表现为易激惹、焦虑不安、嗜睡、发热、头痛伴有呕吐，同时伴有全身肌肉酸痛、感觉过敏或异常。婴儿常不喜人抱，动之即哭。儿童颈背肌痛、颈项强直不能屈曲，活动或变换体位时疼痛加重，常被迫采取固定位置。检查时出现：①三脚架征：患者由卧位起坐时，需用双臂向后支撑身体。②头垂征：患者仰卧位时，将其双肩抬起，可见头向后倾。③吻膝征患者坐于床上，双膝关节和髋关节屈曲，其下颌无法接触到膝部。④直腿抬高征（拉塞格征）：膝关节伸直屈曲时髋关节引起疼痛。

3. 麻痹期　麻痹可发生在身体的许多部位，轻者只涉及一块肌肉，易被忽视。重者肢体全部瘫痪为肢体弛缓性瘫痪（肌张力减低、腱反射消失、肌肉萎缩、病理征阴性），多发生在下肢，各肌组受累的程度可不一致，可以是一个肢体或多个肢体，肢体近段受累常比远段为重。可分为脊髓型、脑干型、脑型以及混合型，一般大小便功能和感觉不受影响。

4. 恢复期　急性期过后 1～2 周麻痹肢体功能和肌力逐渐恢复，大多在 1 年内恢复，重症者恢复期较长，可留有不同程度的后遗症。

【西医诊断要点】

1. 流行病学资料　流行地区，确切的接触史，是否服过脊髓灰质炎疫苗。

2. 临床特点　前驱期常有上呼吸道感染及胃肠炎症状。麻痹前期出现中枢神经系统感染而不出现麻痹如焦虑不安、头痛、感觉过敏，体检时可见被动体位如三脚架征、头垂征、吻膝征，拉塞格征阳性。麻痹期时，轻者单块肌肉病变易忽略，重者肢体全瘫痪，肢体受累近段 > 远段，大小便正常；急性期过后 1～2 周功能恢复。

3. 实验室检查

（1）血常规：白细胞总数及分类改变不多，可略增加，部分患者血沉增快。

（2）脑脊液：麻痹前期开始异常，常呈病毒性脑膜炎之改变。白细胞数（20～200）×10^6/L，早期以中性粒细胞为多，以后转为淋巴细胞为主，早期蛋白质可正常或轻度增加，晚期常中度增加，发病 1～2 周后细胞迅速恢复正常而蛋白质恢复较慢，因此晚期可出现蛋白 - 细胞分离现象，糖和氯化物正常。

（3）病毒分离：可用组织培养进行分离，若从患者咽试纸或咽洗液及粪便中分离出了脊髓灰质炎病毒，或从患者血液及脑脊液中分离出病毒，有助于诊断。

（4）血清学检查：采取中和试验和补体结合试验，中和试验阳性而补体结合试验阴性则只能提示以往曾有过感染，特异性 IgM 抗体上升表示近期有感染。IgG 抗体存在，表示既往感染，可作为流行病学调查。

4. 并发症

（1）吸入性肺炎、肺不张，多见于严重麻痹型，有呼吸障碍者。

（2）高血压及氮质血症。

（3）胃肠道并发症，可见由肠麻痹引起的顽固性便秘，急性胃扩张、胃溃疡及胃出血。

（4）心肌病变约 1/4 的患者心电图呈心肌炎改变。

（5）泌尿道感染。

（6）骨质萎缩脱钙、高钙血症及泌尿道结石。

【西医治疗】

1. 急性期　此期的治疗原则是使炎症消失，防止神经系统的损害。在前驱期及瘫痪前期，应卧床休息至热退，加强护理，注意营养及水分的补充，可给予大剂量维生素 B 族药物、能量合剂。对早期发热较高、麻痹进展较广泛者可应用丙种球蛋白或胎盘球蛋白以增强机体抵抗力，可给予肾上腺皮质激素治疗，以达到退热、减轻炎性渗出和水肿。一般用 3～5 天。有继发感染者加用抗生素。

2. 麻痹期　应注意麻痹肢体的护理，避免外伤受压，将麻痹肢体置于功能位置。吞咽困难者给予鼻饲，及时清除痰液，必要时气管切开。可予以神经营养药物、中医中药治疗及对症治疗。

3. 恢复期和后遗症期　针灸、理疗、推拿、按摩等加强肢体功能锻炼，顽固性后遗症及畸形肢体可采用矫形处理。

（二）中医诊治

【辨证施治】

1. 阴虚肺热

［临床表现］发热口渴，咳嗽少痰，瘫痪，气喘，便秘，尿黄，舌红苔黄少津，脉细数。

［治则］清热生津，益气养阴。

［方药］竹叶石膏汤加减。

2. 湿热

［临床表现］头身困重或身热不扬，瘫痪，胸闷腹胀，小便赤而不利，舌苔腻，脉濡缓。

［治则］清热利湿。

［方药］大清化汤加减。

三、急性化脓性脊髓炎

（一）西医诊治

【临床表现】

1. 发病年龄 任何年龄均可发病，20～50多见。

2. 病史 病前可有疖肿、肺炎、脓毒败血症、腹腔脏器感染等病史。

3. 全身中毒症状 先有高热寒战等中毒症状，数天后出现完全性或不完全性瘫痪。

4. 脊髓受损的表现 突发的截瘫感觉障碍，大小便功能障碍，病变部位以胸段脊髓多见，其次为腰段。病变部位常有疼痛、束带感，检查病变部位棘突有明显压痛、扣痛，可有脑膜和脊神经根刺激症状（凯尔尼格征、直腿抬高试验阳性）。

【西医诊断要点】

（1）全身或局部感染，突然发生瘫痪，伴大小便功能障碍、高热。

（2）辅助检查：①外周血白细胞升高在（10～40）×10⁹/L 之间，个别患者可正常。②早期血培养常呈阳性。③脑脊液检查显示蛛网膜下腔通畅，如脊髓内脓肿形成或蛛网膜粘连较重，可出现不通畅或不完全通畅，脑脊液透明或变黄；细胞数增多以中性粒细胞为主；蛋白增高；糖和氯化物降低；脑脊液涂片或培养可得到致病菌，药物敏感试验常可指导治疗。④脊髓造影可见脊髓增粗或椎管不通畅。CT、MRI 可发现脊膜增厚和小脓肿形成及脊髓实质性变化。

（3）并发症：①肺炎。②尿路感染。③压疮形成。④蛛网膜炎及蛛网膜粘连。⑤脊髓内脓肿形成。

【西医治疗】

（1）足量、有效、根据药敏选择抗生素。

（2）如脊髓内脓肿形成，应尽早行脊髓背面切开，充分引流脓液。

（3）应保持足够的营养和水电解质平衡，发热、疼痛给予对症治疗。

（二）中医诊治

【辨证施治】

1. 阴虚肺热

［临床表现］发热口渴，咳嗽少痰，瘫痪，气喘，便秘，尿黄，舌红苔黄少津，脉细数。

［治则］清热生津，益气养阴。

［方药］竹叶石膏汤加减。

2. 湿热

[临床表现] 头身困重或身热不扬，瘫痪，胸闷腹胀，小便赤而不利，舌苔腻，脉濡缓。

[治则] 清热利湿。

[方药] 大清化汤加减。

3. 脾胃气虚

[临床表现] 瘫痪，面色萎黄，神疲乏力，纳呆腹胀，舌淡红或胖大，边有齿痕，脉虚弱。

[治则] 健脾益气，和胃养胃。

[方药] 补中益气汤加减。

4. 血虚津亏

[临床表现] 瘫痪，口干咽燥，皮肤时见干燥，或头晕耳鸣，失眠多梦，舌苔少或见剥脱，脉细小。

[治则] 滋阴养血。

[方药] 生津养血汤加减。

四、脊髓蛛网膜炎

（一）西医诊治

【临床表现】

1. 病史及病程 病前有感染及外伤史，多为亚急性或慢性起病，病程由数月至数年不等，症状常有缓解，病情有波动。

2. 脊髓后根激惹症状 常为首发症状，表现为自发性疼痛，常向下肢放射，表现为坐骨神经痛。

3. 感觉异常及感觉障碍 感觉障碍平面常不一

致，痛温觉障碍多见而深感觉障碍较少见。

4. 运动障碍　进行性肌力减退，病变部位不同可表现为上运动神经元瘫痪或下运动神经元瘫痪。

5. 括约肌功能障碍　出现较晚，症状不明显。

6. 粘连型　病变累及范围较广，脊髓受损程度不一，运动、感觉障碍并非单一病灶所致，常为多病灶的反映，如果感觉缺损在胸段而远处的上肢麻木或下肢肌萎缩，提示病灶散在。可有自主神经功能障碍，但括约肌功能受累较晚。

7. 囊肿型　早期表现与粘连型相同，当囊肿形成而压迫脊髓后，症状与体征较为稳定，囊肿可单发或多发，单发者需与脊髓肿瘤和椎间盘突出相鉴别。

【西医诊断要点】

（1）发病前有感染或外伤史，常在感冒、受凉、劳累、轻伤后出现症状或症状加重。

（2）脊髓后根激惹症状，表现为神经痛或束带感，脊髓压迫症状合并多个神经根受累时，常是本病的特点。病程中症状有波动，有缓解及加重，脊髓症状多样化。

（3）辅助检查：①腰椎穿刺：脑脊液压力正常或低于正常，压颈试验可表现为完全阻塞、不完全阻塞、通畅或时而阻塞时而通畅。脑脊液蛋白含量增高，其增高程度与椎管内阻塞的程度不一致，脑脊液细胞数增多不明显，常呈蛋白－细胞分离现象。②脊髓碘油造影：诊断价值较高，典型表现为碘油分散斑点状或不规则条状，类似"烛泪"，分布于椎管内较长区域，缺乏明确的范围界限。若炎症局限或有蛛网膜囊肿存在时，可以出现局部突然阻塞或充盈缺损，阻塞端不规则或呈锯齿状，或呈杯口状。

（4）并发症：①尿路感染。②压疮。③肺炎。

【西医鉴别诊断】

1. 脊髓肿瘤　起病缓慢，进行性脊髓受压表现，脊髓造影可见阻断平面，MRI 增强扫描可见肿瘤存在。

2. 颈椎间盘突出　单侧双侧上肢疼痛明显，手或前臂可有轻度肌肉萎缩及病理反射，脑脊液蛋白正常或轻度增高，细胞数正常。MRI 可见颈椎间盘突出椎间孔狭窄，颈椎平片显示生理弯曲消失。

【西医治疗】

1. 药物　可应用地塞米松 10～20mg/d（或氢化可的松 100～200mg/d）静脉滴注，每日 1 次，2～4 周后逐渐减量，必要时重复使用。其他可用 B 族维生素、地巴唑、烟酸及碘离子透入等。

2. 鞘内注射　可用地塞米松 0.5～1mg 或透明质酸酶 750～1500 单位，鞘内注射，每两周 1 次，10 次为一疗程。

3. 手术　囊肿型或粘连型蛛网膜炎，可做囊肿切除或粘连分解术。

4. 其他　预防并发症，加强护理，注意瘫痪肢体的被动活动及功能锻炼。

（二）中医诊治

【辨证施治】

1. 阴虚肺热

[临床表现] 发热口渴，咳嗽少痰，瘫痪，神经痛向下肢放射，气喘，便秘，尿黄，舌红苔黄少津，脉细数。

[治则] 清热生津，益气养阴。

[方药] 竹叶石膏汤加减。

2. 气滞血瘀

[临床表现] 神经痛向下肢放射，胸胁胀闷，走窜疼痛，性情急躁易怒，舌紫暗或见有瘀斑瘀点，脉涩。

[治则] 疏肝理气，活血化瘀。

[方药] 血府逐瘀汤或金铃子散合失笑散加减。

[常用中成药] 血府逐瘀胶囊。

3. 脾胃气虚

[临床表现] 神经痛向下肢放射，面色白或萎黄，神疲乏力，少气懒言，纳呆腹胀，舌质淡红或胖大边有齿痕，脉虚弱。

[治则] 益气健脾，和胃养胃。

[方药] 补中益气汤加减。

4. 肝肾阴虚

[临床表现] 神经痛向下肢放射，眩晕耳鸣，腰膝酸软，视物昏花，五心烦热，尿黄便干，舌红少津脉细数。

［治则］滋补肝肾。

［方药］二至丸加减。

［常用中成药］二至丸、虎潜丸、六味地黄丸、左归丸。

5. 湿热浸淫

［临床表现］神经痛向下肢放射，身热不扬，头身困重，口干不欲饮，舌苔腻，脉濡缓或濡数。

［治则］清热利湿。

［方药］大清化汤加减。

五、结核性脊髓脊膜炎

（一）西医诊治

【临床表现】

（1）病史中多有结核病史，多数起病缓慢，先有病变部位的疼痛，而后出现脊髓症状。

（2）病变水平以下的肢体瘫痪和大小便功能障碍，脊髓损害常为不完全性。

（3）若病变以脊膜、蛛网膜损害为主，可有神经根痛、或出现广泛性、不对称性、甚至节段水平不清的感觉障碍。

【西医诊断要点】

（1）结核病史，脊髓损害程度不一。

（2）脑脊液改变，X线脊柱平片椎骨有破坏。

（3）辅助检查：①周围血象多正常，血沉可增快。②脑脊液无色透明，或呈毛玻璃状，白细胞可轻度增高以单核细胞增多为主，蛋白质轻度增高，糖和氯化物减低。③脑脊液涂片检菌，其阳性率在10%～40%之间，培养阳性率在45%～90%之间。④结核杆菌抗原测定可早期诊断。

（4）并发症：①肺炎、压疮及尿路感染。②脊蛛网膜炎及蛛网膜粘连症。③脊柱结核。

【西医治疗】

确定后应立即开始正规抗痨治疗：长期、联合、规则、每日一次给药。常用方法如下。

异烟肼（INH）600～1200mg/d，对氨基水杨酸（PAS）8～12g/d加入10%葡萄糖溶液1000ml中静脉滴注；链霉素0.7～1.0g/d肌内注射，4～8周为一疗程。治疗期间加用维生素B_6 100～200mg/d，以防止INH的不良反应。儿童剂量稍减，冲击量之后，改用INH口服，300mg/d，顿服，链霉素1g肌内注射，每周2次，总量90g。INH和PAS最少应用6～8个月。病情重时可加用地塞米松静脉滴注。

异烟肼、利福平、链霉素联合应用，利福平450～600mg/d，顿服，链霉素、异烟肼剂量同上。半年后改为维持量。

若有蛛网膜粘连，可用异烟肼50mg、链霉素50mg、地塞米松5mg鞘内注射，隔日1次或每周2次，10～15次为一疗程。

（二）中医诊治

【辨证施治】

1. 阴虚肺热

［临床表现］肢体瘫痪，发热口渴，咳嗽少痰，

舌红苔黄少津，脉细。

［治则］清热生津，益气养阴。

［方药］竹叶石膏汤加减。

2. 气滞血瘀

［临床表现］肢体瘫痪，胸胁胀闷，走窜疼痛，舌紫暗或见瘀点，脉涩。

［治则］疏肝理气，活血化瘀。

［方药］血府逐瘀汤或金铃子散合失笑散加减。

［常用中成药］血府逐瘀胶囊。

3. 阴阳两虚

［临床表现］肢体瘫痪，低热，形体羸弱，倦怠乏力，心悸目眩，症状复杂易变，舌淡少津有齿痕或光剥，脉微细而数。

［治则］阴阳并补。

［方药］地黄饮子加减。

［常用中成药］十全大补丸。

第二节 脊髓血管疾病

一、脊髓出血

（一）西医诊治

【临床表现】

（1）起病突然，刚起病时先有剧烈的背痛，数分钟至数小时后疼痛停止。

（2）继之出现弛缓性截瘫或四肢瘫痪，重者可出现呼吸肌麻痹。

（3）受损平面以下各种感觉丧失，并有直肠膀胱功能障碍。

（4）常有明显的自主神经功能障碍。

【西医诊断依据】

（1）起病急骤，进展迅速，出现剧烈的背部根性疼痛。

（2）迅速出现截瘫和大小便功能障碍。

（3）脑脊液检查示血性脑脊液或成黄变，蛋白含量增高，压颈试验示椎管梗阻。

（4）脊髓 CT、MRI 示出血病灶。

【西医治疗】

（1）脊髓出血的一般治疗与脑出血相同。

（2）绝对卧床休息，可使用各种止血药物。

（3）呼吸麻痹者及时气管切开。

（4）手术：椎管完全梗阻时应紧急椎板切除，血管破裂所致脊髓出血者，应尽快手术。

（二）中医诊治

【辨证施治】

1. 气滞血瘀

［临床表现］剧烈的背痛，截瘫，胸胁胀痛，性情急躁易怒，舌紫暗或有瘀斑瘀点，脉涩。

［治则］疏肝理气，活血化瘀。

［方药］血府逐瘀汤或金铃子散合失笑散加减。

［常用中成药］血府逐瘀胶囊。

2. 脾胃气虚

［临床表现］剧烈的背痛，截瘫，面色白或萎黄，神疲乏力，少气懒言，舌质淡红或胖大边有齿痕，脉虚弱。

［治则］益气健脾，和胃养胃。

［方药］补中益气汤加减。

3. 肝肾阴虚

［临床表现］剧烈的背痛，截瘫，腰膝酸软，五心烦热，午后潮热，虚烦不寐，尿黄便干，舌红少津，脉细数。

［治则］滋补肝肾。

［方药］二至丸加减。

［常用中成药］二至丸、六味地黄丸。

4. 湿热浸淫

［临床表现］剧烈的背痛，继之截瘫，头身困重，口干不欲饮，胸闷腹胀，不思饮食，舌苔腻，脉濡缓或濡数。

［治则］清热利湿。

［方药］大清化汤加减。

二、脊髓动脉血栓形成

（一）西医诊治

【临床表现】

1. 全脊髓横断综合征

（1）前驱症状为间歇性跛行、下肢或腹部的麻木感、大小便失禁和巴宾斯基征阳性。

（2）常在夜中或疲劳后突然发生脊髓休克。伴有和闭塞血管高度一致的脊柱突发性疼痛，继而出现截瘫或四肢瘫痪，多呈持续性，受损平面以下各种感觉障碍，大小便功能障碍。

2. 脊髓前动脉综合征

（1）急性起病，常以疼痛为首发症状。

（2）突然出现脊髓损害的运动障碍，以其脊髓损害的部位不同，可表现为四肢的痉挛性瘫痪，或双上肢为弛缓性瘫痪、双下肢为痉挛性瘫痪，或双下肢的弛缓性瘫痪。临床分为上颈型、中下颈型、胸型及腰骶型，有的表现为中央动脉型（单瘫、脊髓半切综合征，无感觉障碍）。

（3）分离性感觉障碍，是特异体征痛温觉大多丧失，触觉深感觉保留，或轻微减退肛门周围的感觉不受侵犯，又称骶部回避。

（4）膀胱直肠功能障碍，可有性功能障碍。

3. 脊髓后动脉综合征

（1）较少见，脊髓受损平面以下深感觉障碍，触觉减退，但痛温觉不受损害的分离性感觉障碍Romberg 征阳性。

（2）受损领域的腱反射和浅反射消失，同时出现节段性各种感觉减退。

4. 脊髓中央动脉综合征　临床上无感觉障碍，仅有弛缓性瘫痪，有的只表现为一侧性的瘫痪。

【西医诊断要点】

（1）急性起病，从首发症状到最高峰大多仅为数分钟至数小时。先有节段性根性痛，继而出现截瘫。脊髓损害的症状、体征符合脊髓的血管分布特征。

（2）脑脊液检查正常，压颈试验无椎管梗阻现象。脊椎动脉造影可发现闭塞的脊髓血管。

（3）脊髓 MRI 可发现脊髓肿胀或脊髓梗死软化病灶。

【西医治疗】

脊髓动脉血栓形成的一般治疗跟脑血栓形成相同，但应注意其各种病因的对症治疗。

（二）中医诊治

【辨证施治】

1. 气滞血瘀

[临床表现] 截瘫或四肢瘫痪，胸胁胀闷，舌紫暗或见瘀点，脉涩。

[治则] 疏肝理气，活血化瘀。

[方药] 血府逐瘀汤或金铃子散合失笑散加减。

[常用中成药] 血府逐瘀胶囊。

2. 肝风内动

[临床表现] 眩晕头痛耳鸣，肢体麻木，感觉障碍，舌红苔黄腻，脉弦滑。

[治则] 平肝熄风。

[方药] 天麻钩藤饮加减。

［常用中成药］天麻丸。

三、脊髓蛛网膜下腔出血

（一）西医诊治

【临床表现】

急性背部剧烈疼痛，运动受限，颈部抵抗。

【西医诊断要点】

（1）典型的脊髓蛛网膜下腔出血表现：急性起病的背部剧烈根性痛，常伴有附着在脊柱的肌肉痉挛而致角弓反张，因疼痛而使运动受限。

（2）明显的脑膜刺激征。

（3）腰椎穿刺显示均匀血性脑脊液。

【西医治疗】

（1）脊髓蛛网膜下腔出血的治疗原则与蛛网膜下腔出血相同。

（2）加强护理，防止压疮等并发症。

（二）中医诊治

【辨证施治】

1. 气滞血瘀

［临床表现］剧烈背痛，胸胁胀闷，肢体走窜疼痛，舌紫暗或见瘀点，脉涩。

［治则］疏肝理气，活血化瘀。

［方药］血府逐瘀汤或金铃子散合失笑散加减。

［常用中成药］血府逐瘀胶囊。

2. 脑瘀阻滞

[临床表现] 头项背剧痛，语言謇涩，舌紫暗或见瘀点，脉涩。

[治则] 化瘀通脑，活络行滞。

[方药] 通脑活络汤加减。

[常用中成药] 血府逐瘀胶囊。

3. 肝风内动

[临床表现] 背部剧烈疼痛，眩晕耳鸣，舌红苔黄腻，脉弦滑。

[治则] 平肝熄风。

[方药] 天麻钩藤饮加减。

[常用中成药] 天麻丸。

4. 气虚血瘀

[临床表现] 背痛，少气懒言，舌青紫有瘀斑，脉细缓而涩。

[治则] 益气活血。

[方药] 补阳还五汤、四君子汤合化积丸加减。

四、脊髓硬膜外和硬膜下血肿

（一）西医诊治

【临床表现】

（1）急性起病，多有外伤或手术史。

（2）可伴有神经根刺激症状如剧烈的灼痛、刺痛、扎样痛。呈阵发性。

（3）迅速出现脊髓完全性或不完全性损害的症

状与体征。

【西医诊断要点】

如遇下述情况时，应警惕有脊髓硬膜外和硬膜下血肿的可能。

（1）脊柱脊髓损伤后，症状进行性加重，特别是无严重脊柱骨折或脱位。

（2）伤后经数日的症状好转后，神经缺失症状又重新出现者。

（3）病史中有出血性疾病，或正在行抗凝治疗者。

（4）腰椎穿刺或硬脊膜外穿刺麻醉术后，患者出现剧烈神经根痛状和剧烈的背痛者。

（5）辅助检查：①腰椎穿刺示压颈试验多完全梗阻。②脊髓造影可见脊髓移位，造影剂中断呈水平截面状、偏一边刀削状或梳齿状。③脊髓 CT、MRI 可直接显示血肿的大小、部位和形态。

【西医治疗】

对已确诊脊髓硬膜外和硬膜下血肿者，手术治疗是其绝对适应证。

血肿清除术和椎板减压术。

术后治疗和恢复期治疗按脊髓挫伤处理。

（二）中医诊治

【辨证施治】

1. 血瘀证

［临床表现］阵发性剧烈神经根痛、背痛，记忆

力减退，思维迟钝，舌暗脉涩、弦或微沉。

［治则］清血化浊，行血醒脑。

［方药］化浊行血汤加减。

2. 脑瘀阻滞

［临床表现］阵发性剧烈神经根痛、背痛，语言
謇涩或见偏身麻木，舌质暗脉涩。

［治则］化瘀通脑，活络行滞。

［方药］通脑活络汤加减。

3. 痰瘀互结

［临床表现］阵发性剧烈神经根痛、背痛，肢体
麻木沉重、刺痛不移，舌暗苔腻，脉涩。

［治则］化痰祛瘀。

［方药］双海散结汤加减。

五、亚急性坏死性脊髓炎

（一）西医诊治

【临床表现】

（1）成年男性多见，急性或亚急性起病。

（2）缓慢进行性加重的双下肢乏力伴有肌萎缩、
腱反射亢进、锥体束征阳性，损害平面以下感觉
障碍。

（3）数月后病情加重呈完全性截瘫，大小便障
碍，肌肉萎缩十分明显，腰骶段最易受累，胸段少
见。病程 1~5 年，多由压疮、尿路感染等合并症而
死亡。

【西医诊断要点】

（1）成年男性缓慢进行性加重的脊髓横贯性损害，伴有肌肉萎缩，排除脊髓炎性疾病，应考虑亚急性坏死性脊髓炎。

（2）脑脊液检查示蛋白－细胞分离现象。脑脊液蛋白含量可增加，细胞数正常。

（3）脊髓 MRI 检查显示脊髓软化灶。脊髓碘油造影可见脊髓表面血管扩张。

（4）病理检查可见脊髓的白质和灰质的坏死伴有巨噬细胞和星形胶质细胞反应，小血管壁增厚，并有淋巴细胞、单核细胞及巨噬细胞的围绕。

（5）并发症常见：①脊髓蛛网膜炎和蛛网膜相连。②肺炎、压疮及尿路感染。

【西医治疗】

（1）对症治疗。进行针灸、按摩，预防压疮、感染等。

（2）有的病例通过外科手术摘除病变血管，恢复良好。

（二）中医诊治

【辨证施治】

1. 阴虚肺热

［临床表现］双下肢乏力，肌萎缩，咳嗽少痰，便秘尿黄，舌红苔黄少津，脉细数。

［治则］清热生津，益气养阴。

［方药］竹叶石膏汤加减。

2. 湿热证

［临床表现］双下肢乏力，截瘫，肌萎缩，头身困重，肢体倦怠，腹胀，小便赤而不利，舌苔腻，脉濡缓。

［治则］清热利湿。

［方药］大清化汤加减。

3. 脾胃气虚

［临床表现］双下肢乏力，肌萎缩，神疲乏力，纳呆腹胀，舌淡红或胖大边有齿痕，脉虚弱。

［治则］健脾益气，和胃养胃。

［方药］补中益气汤加减。

4. 血虚津亏

［临床表现］双下肢乏力，截瘫，肌萎缩，口干咽燥，舌苔少或见剥脱，脉细小。

［治则］滋阴养血。

［方药］生津养血汤加减。

［常用中成药］阿胶膏。

第三节 脊髓压迫症

一、脊髓肿瘤

（一）西医诊治

【临床表现】

1. 脊髓受压的临床表现

（1）神经根症状：表现为刀割样、电击样痛或钝痛，用力时使疼痛加剧。局部皮肤感觉过敏或减退。

（2）感觉障碍：早期为病变节段以下对侧的痛温觉障碍，同侧的深感觉障碍及触觉障碍，患者常诉行走似"踩棉花感"。

（3）运动障碍：出现病变节段以下的上运动神经元性瘫痪或下运动神经元性瘫痪，可缓慢发展至完全性瘫痪。

（4）反射改变：受压节段的腱反射减退或消失，受压节段以下的浅反射消失，深反射亢进。

（5）自主神经功能障碍：膀胱、肛门括约肌功能障碍，受压节段以下排汗障碍。

2. 脊髓不同平面肿瘤的临床特点

（1）上颈段肿瘤（$C_1 \sim C_4$）：颈部及肩部疼痛，膈肌及肋间肌麻痹而出现呼吸困难，四肢瘫痪，颈部以下感觉障碍、括约肌功能障碍，无汗，常致高热。

（2）颈膨大肿瘤（$C_5 \sim T_1$）：C_5 以下各种感觉障碍，四肢瘫痪，上肢呈弛缓性瘫痪、下肢呈痉挛性瘫痪。肋间肌麻痹呈腹式呼吸，括约肌功能障碍。$C_5 \sim T_1$ 损害出现霍纳综合征（患侧眼睑下垂、瞳孔缩小、眼球稍内陷）。

（3）胸段肿瘤（$T_2 \sim T_{11}$）：出现相应的感觉障碍平面，如乳头线为 T_4 水平、肋缘至脐孔为 $T_7 \sim T_8$，脐孔水平为 $T_9 \sim T_{10}$，脐孔以下至腹股沟 $T_{11} \sim$

T_{12}，双下肢呈痉挛性瘫痪，有排尿障碍及皮肤干燥脱屑等营养障碍。

（4）腰膨大肿瘤（$T_{12} \sim S_2$）：双下肢呈弛缓性瘫痪，感觉障碍、尿潴留或失禁。

（5）脊髓圆锥部肿瘤（$S_3 \sim S_5$）：马鞍区感觉丧失，较早出现括约肌功能障碍和阳痿，所支配的肌肉呈弛缓性瘫痪。

（6）马尾肿瘤：早期有根痛，呈坐骨神经痛状，马鞍形感觉丧失，下肢肌弱，肌萎缩尿失禁。

【西医诊断要点】

（1）良性肿瘤起病慢，病程长，早期常有相应部位的根痛或根性感觉障碍。进而出现脊髓受压现象，渐进性加重。恶性肿瘤尤其转移性者，病情发展快，病程相应较短。

（2）具有脊髓受压的临床表现。

（3）辅助检查：①腰椎穿刺：脑脊液压力较低，压颈试验有不同程度的椎管腔阻塞，脑脊液蛋白含量增高，色黄染程度不一，可因蛋白含量高而出现自凝现象，细胞数正常。②脊柱平片：约 1/3 有骨质变化，如椎弓根间距增宽、椎弓根内缘模糊、甚则破坏或消失，椎间孔扩大，椎体后缘压迹改变，转移肿瘤常有椎体椎根椎弓根的破坏。③脊髓碘油造影：病变水平油柱可见不同程度的阻塞，髓内肿瘤与髓外肿瘤的油柱阻断面的形态不同。④MRI：T_1、T_2 信号的改变可资诊断。

（4）并发症：肺炎、尿路感染、压疮、脊髓蛛网膜炎和蛛网膜粘连。

【西医治疗】

1. 手术治疗 早确诊、早手术，手术切除肿瘤是惟一有效的疗法。

2. 放疗和化疗

3. 辅助药物 B族维生素、地巴唑、烟酸等。

（二）中医诊治

【辨证施治】

1. 肾经寒湿

［临床表现］根痛或根性感觉障碍，腰膝沉重冷痛，活动受限，畏冷肢凉，苔白腻，脉濡缓。

［治则］温肾通痹。

［方药］肾着汤加减。

2. 血虚津亏

［临床表现］根痛或根性感觉障碍，口干咽燥，皮肤时见干燥，或头晕耳鸣，失眠多梦，舌苔少或见剥脱，脉细小。

［治则］滋阴养血。

［方药］生津养血汤加减。

3. 肾精不足

［临床表现］根痛或根性感觉障碍，眩晕耳鸣，腰膝酸软，动作迟缓，精神呆钝，脉细无力。

［治则］益肾填精。

［方药］大补元煎或河车大造丸加减。

［常用中成药］河车大造丸。

4. 肾虚血瘀

［临床表现］腰膝酸软，腰脊刺痛，拒按，舌淡紫，脉细涩。

［治则］补肾活血，化瘀止痛。

［方药］益肾活血汤加减。

5. 阳虚寒凝

［临床表现］根痛或根性感觉障碍，形寒肢冷，冷痛喜温，小便清长，大便稀溏，唇甲色淡或青紫，舌淡胖，苔白滑脉沉迟。

［治则］温阳散寒。

［方药］三建膏加减。

二、颈椎病

（一）西医诊治

【临床表现】

颈椎病有如下 5 种分型。

1. 颈型 最常见，颈椎局部不适，头、颈、肩、手疼痛或感觉异常，疼痛较重时出现斜颈或颈前屈位，患侧颈肌强直，活动受限，椎旁压痛。

2. 神经根型 受累部位神经根性疼痛，放射至肩臂、手、前胸，感觉异常多有麻木感、针刺、冷热、肿胀感。相应部位出现皮肤痛觉过敏或痛觉减退，可表现上肢无力或肌肉萎缩，腱反射减弱或消失。

3. 脊髓型 锥体束障碍明显，肌力减退、肌张力高，腱反射活跃，病理征阳性；重者可产生不完全性痉挛性截瘫。可出现一侧或双侧霍夫曼征阳性。感觉障碍不如运动障碍突出，可有痛温触觉减退、消失，或深感觉障碍，重者可有括约肌功能障碍。

4. 椎动脉型　发作性眩晕、猝倒，伴眼部症状（部分性眼肌麻痹、复视、视物不清、皮质盲）及延髓背外侧综合征。

5. 交感神经型　可见头痛、头晕、颈后痛、枕部痛、眼睑下垂、视物模糊、瞳孔散大或缩小、心跳加快或变缓、心前区疼痛，可有肢体及头颈部麻木疼痛，肢体发凉，肩手综合征。

【西医诊断要点】

（1）临床表现与 X 线所见均符合颈椎病者，可以确诊。

（2）具有典型颈椎病临床表现，但 X 线未见有异常，在排除其他疾病的前提下，可以确诊颈椎病。

（3）临床无主诉与体征，但 X 线出现异常，不应诊为本病。

（4）辅助检查：① X 线侧位片示椎间隙狭窄，椎体前后缘骨质增生、后纵韧带钙化、椎管狭窄、生理弯曲消失，关节突关节肥大，椎体半脱位；斜位片可见椎间孔狭窄、变形，椎间关节、钩椎关节增生、肥大。② CT 能显示骨赘的部位、范围和大小以及椎管周围的软组织病变（椎间盘突出，纤维环膨出）。③ MRI 可更为清楚显示脊椎与脊髓的改变。

（5）应结合特有症状与影像学特征，必要时作特种成像以防误诊，准确诊断各型颈椎病。

【西医治疗】

（1）急性期多采用保守疗法，卧床休息，注意保暖，可行按摩、推拿、针灸等疗法，必要时应用止痛剂或肌肉松弛剂及局部封闭。

（2）颈椎牵引。

（3）保护颈部，减少转动。

（4）超声波、微波理疗等。

（5）久治无效而影响工作的，有神经根受压或脊髓症状且进行性加重可考虑手术，如椎板减压术、切断齿状韧带、骨质切除、扩大椎间孔和植骨融合术。

（二）中医诊治

【辨证施治】

1. 肝阳上亢

［临床表现］颈椎局部不适，麻木感，眩晕耳鸣，头重脚轻，可见面红目赤，烦躁易怒，失眠多梦，舌边红苔薄黄，脉弦或弦细数。

［治则］平肝潜阳。

［方药］建瓴汤加减。

［常用中成药］天麻丸。

2. 痰蒙神窍

［临床表现］颈椎局部不适，麻木感，眩晕，朦胧昏昧，苔腻脉滑。

［治则］化痰开窍。

［方药］礞石滚痰丸加减。

［常用中成药］礞石滚痰丸。

3. 脑瘀阻滞

［临床表现］颈椎局部不适，麻木感，时有头痛，痛有定处，舌暗，脉涩。

［治则］化瘀通脑，活络行滞。

［方药］通脑活络汤加减。

［常用中成药］血府逐瘀胶囊。

4. 肾阴虚

［临床表现］颈椎局部不适，麻木感，腰膝酸软，时有失眠盗汗，舌红少津，脉细数。

［治则］滋补肾阴。

［方药］左归丸加减。

［常用中成药］左归丸、六味地黄丸。

5. 肾阳虚

［临床表现］颈椎局部不适，麻木感，畏寒，腰膝酸冷，小便清长，舌淡苔白，尺脉沉细或沉迟。

［治则］温补肾阳。

［方药］右归丸加减。

［常用中成药］右归丸、金匮肾气丸。

三、椎间盘突出

（一）西医诊治

【临床表现】

1. 颈椎椎间盘突出症

（1）起病突然，常与颈部过度伸屈活动有关，或有外伤史。

（2）颈部、肩胛、背、前胸等部位疼痛，转颈时加重，可放射至上臂或前臂。

（3）上臂、前臂、手有感觉减退并伴肌肉萎缩，肱二头肌、肱三头肌腱反射减退或消失，可出现脊髓半切综合征。严重者双下肢痉挛性截瘫，大小便功能障碍双侧病理征阳性。

2. 胸椎椎间盘突出症

（1）发病快多与外伤有关，不过较少见。

（2）可出现不同损伤部位的神经根痛或胸腹部束带感。

（3）病变以下感觉、运动障碍，大小便功能障碍，双侧病理征阳性。

3. 腰椎椎间盘突出症

（1）长期有腰背痛史，劳累、负重、弯腰可诱发。

（2）腰部不能动，典型的坐骨神经痛症状，行走、咳嗽、打喷嚏、解大便时疼痛加重。

（3）腰椎正常曲度消失，椎旁肌肉强直、弯腰动作不能、小腿外侧或足背区感觉减退，病变侧直腿抬高试验阳性，不超过30°。

【西医诊断要点】

（1）腰腿痛或颈肩上臂痛，有外伤史或不当活动史，排除结核、肿瘤、椎管狭窄、脊椎滑脱及脊柱裂等疾患。

（2）确定椎间盘突出的平面，确定定位。

（3）X线、CT、MRI检查可帮助确诊，腰椎穿刺示椎管不完全性阻塞，蛋白定量可轻度或中度升高。

【西医治疗】

（1）部分性突出者睡硬板床休息，做牵引，应用止痛剂、神经营养剂。使用腰围或支架保护腰部，避免弯腰或提举重物。

（2）椎间盘完全脱出经保守治疗无效者，可选择做椎间盘摘除术。

（二）中医诊治

【辨证施治】

1. 肾经寒湿

［临床表现］腰膝沉重冷痛、活动受限，畏冷肢凉，苔白腻，脉濡缓。

［治则］温肾通痹。

［方药］肾着汤加减。

2. 肾精不足

［临床表现］眩晕耳鸣，腰腿痛，腰膝酸软，动作迟缓，精神呆钝，脉细无力。

［治则］益肾填精。

［方药］大补元煎或河车大造丸加减。

［常用中成药］河车大造丸。

3. 肾虚血瘀

［临床表现］腰膝酸软，腰脊刺痛，拒按，舌淡

紫，脉细涩。

［治则］补肾活血，化瘀止痛。

［方药］益肾活血汤加减。

四、脊柱结核

（一）西医诊治

【临床表现】

（1）好发于儿童及青年，有结核病接触史或肺结核史，病初有低热、盗汗、食欲减退、精神萎靡、乏力等全身中毒症状。

（2）急性脊髓受压症状：由于急性椎体塌陷引起，突然背部剧烈疼痛，为神经根痛，出现截瘫及二便功能障碍，病变水平以下感觉减退或消失，病理反射阳性。病变脊柱棘突压痛明显。

（3）慢性脊髓受压症状常由于硬脊膜外结核性肉芽组织压迫所致，首先出现根痛，以后逐渐出现病变以下感觉丧失，肌力减退或瘫痪、肌张力增高、腱反射亢进、病理反射阳性。如果病变位于一侧，可出现脊髓半切综合征。

【西医诊断要点】

（1）儿童或青年有脊髓横贯性损害的症状，伴有全身慢性感染，并有脊柱后凸。

（2）辅助检查

① X 线检查：椎体上缘或下缘密度减低，两个相邻椎体的关节面有轻度破坏现象。典型脊柱结核

X 线片可见有椎体破坏、椎间隙狭窄，侧位片示椎体呈楔状塌陷并有脊柱后凸。椎旁冷脓肿阴影形成。

②腰椎穿刺：椎管有阻塞现象，脑脊液蛋白含量增高。

（3）并发症：①结核性脊膜脊髓炎。②结核性脑膜炎。③结核性蛛网膜炎和粘连。④肺结核并发肺感染。⑤尿路感染。⑥压疮。

【西医治疗】

（1）如确诊为脊柱结核，应卧床休息，并应用联合、足量、规则抗结核药物治疗。

（2）病灶清除治疗：有明确脓肿、死骨、继发感染性窦道存在者以及合并截瘫或马尾神经根受压症状时，应早期手术，术后继续抗痨治疗。

（二）中医诊治

【辨证施治】

1. 阴虚肺热

[临床表现] 突然背部疼痛，截瘫，发热盗汗，咳嗽少痰，气喘，便秘，尿黄，舌红苔黄少津，脉细数。

[治则] 清热生津，益气养阴。

[方药] 竹叶石膏汤加减。

2. 气滞血瘀

[临床表现] 突然背部剧烈疼痛，截瘫，胸胁胀闷，舌紫暗或见瘀点，脉涩。

[治则] 疏肝理气，活血化瘀。

［方药］血府逐瘀汤或金铃子散合失笑散加减。

［常用中成药］血府逐瘀胶囊。

3. 肝肾阴虚

［临床表现］背部疼痛，截瘫，眩晕耳鸣，腰膝酸软，视物昏花，舌红少苔或无苔，脉沉弦细数。

［治则］滋补肝肾。

［方药］二至加味丸加减。

［常用中成药］六味地黄丸。

4. 阴阳两虚

［临床表现］背痛，截瘫，形体羸弱，倦怠乏力，心悸目眩，舌淡少津有齿痕或光剥，脉微细而数。

［治则］阴阳并补。

［方药］地黄饮子加减。

［常用中成药］十全大补丸。

第四节 脊髓变性疾病

一、运动神经元病

是一组病因未明的选择性侵犯脊髓前角细胞、脑干后组运动神经元、皮质锥体细胞及锥体束的慢性进行性疾病，临床特征为上下运动神经元受损症状和体征并存，表现为肌无力、肌萎缩与锥体束征不同的组合，感觉和括约肌功能一般不受影响。迄今没有公认的分类方法，临床根据肌无力、肌萎缩、肌肉纤颤和锥体束损害等症状的不同组合分为 4 型：肌萎缩侧索硬化、脊肌萎缩症、原发性侧索硬化、进行性延髓麻痹。肌萎缩侧索硬化最常见。

（一）西医诊治

肌萎缩侧索硬化（ALS）

【临床表现】

可分为 3 型，散发型（经典型）、家族型、西太平洋型（关岛型）。

多在 40 以后发病，男性多于女性。大多数患者以单侧上肢的下运动神经元损害症状起病，可见手指运动不灵、力弱，同时伴同侧伸腕困难。部分患者以整个或上肢近端无力起病，随后大小鱼际肌和蚓状肌等手部小肌肉萎缩，渐向前臂、上臂及肩胛带肌发展，伸肌无力较屈肌显著。与此同时或以后出现下肢痉挛性瘫痪、剪刀步态、肌张力增高、腱反射亢进和巴宾斯基征阳性。少数病例从下肢起病，渐延及双上肢。肌束颤动为最常见症状，可在多个肢体及舌部发生。

延髓麻痹通常晚期出现，但也可于手部肌肉萎缩不久后出现，表现为构音障碍、说话含糊不清，吞咽和咀嚼困难，舌肌萎缩伴震颤。部分患者可出现假性球麻痹性情感障碍，如强哭强笑。即使脑干功能严重障碍，眼外肌也不受影响，不累及括约肌。

患者可有肢体主观感觉异常如麻木、疼痛，但即使疾病晚期也无客观感觉障碍，部分患者的感觉异常可能与周围神经卡压有关。

病程持续进展，最终因呼吸肌麻痹或并发呼吸道感染死亡，本病生存期短者数月，长者 10 余年，平均 27~52 个月。

【西医诊断与鉴别诊断】

（1）许多神经系统疾病的临床表现与肌萎缩侧索硬化相似，但目前尚没有一种特异性检查方法能确诊，现有的诊断过程是排除性的，鉴别诊断较重要。

（2）诊断依据：①临床、肌电图或神经病理学检查有下运动神经元损害的证据。②临床检查有上运动神经元损害的依据。③症状或体征在一个部位内进行性扩展或扩展到其他部位，同时排除 a. 有能解释上运动神经元和或下运动神经元损害的其他疾病的电生理依据。b. 有能解释临床体征和电生理特点的其他疾病的神经影像学依据。

（3）鉴别疾病

①颈椎病性脊髓病：是常见的临床疾病，易与肌萎缩侧索硬化混淆。该病由于颈椎骨质、椎间盘或关节退行性改变，造成相应部位脊髓受压，伴或不伴神经根受压的一种脊髓病变。该病与肌萎缩侧索硬化均好发于中老年人，临床表现相似，特别是没有颈痛括约肌功能障碍，感觉症状很少或缺如的颈椎病性脊髓病很难与肌萎缩侧索硬化鉴别。颈椎

病性脊髓病无舌肌萎缩和束颤，下颌反射不活跃，无球麻痹，胸锁乳突肌肌电图正常，可资鉴别。

②伴传导阻滞的多灶性运动神经病：这是一种以手部小肌肉无痛性不对称性无力、萎缩起病呈缓慢进展的疾病。中青年（＜45岁），可伴有束颤、逐渐波及前臂、上臂，少数患者可有舌肌受累，腱反射可以活跃，肌电图检查可见周围神经节段性多灶性运动神经传导阻滞、纤颤电位和散在束颤电位。50%～60%的患者血中抗神经节苷脂抗体滴度增高，免疫抑制剂或免疫球蛋白治疗效果好。

③脊肌萎缩症：为遗传疾病，常发生在婴儿、儿童或青少年，病理特征是脊髓前角细胞变性，临床主要是局限性肌肉的进行性无力、肌萎缩以及肌束颤动。

④脊髓空洞症：典型患者有节段性分离性感觉障碍，伴有肌肉萎缩及括约肌功能障碍。颈部磁共振检查可明确诊断。

（4）辅助检查

①神经电生理检查：a. 早期运动神经传导速度基本正常，随病情进展可出现复合运动动作电位幅度下降，只有部分患者运动传导速度减慢，但不低于正常值下限的70%。感觉神经电位一般正常，即出现低运动－正常感觉型表现。b. 肌电图呈典型失神经支配改变，如纤颤电位、束颤电位、运动单位数目减少等，肌萎缩侧索硬化病情发展过程中，失

神经与神经再支配现象同时存在，出现肌肉失神经再支配，小力收缩时运动单位电位时限增宽、波幅增大、多相电位增加，大力收缩呈现单纯相电位。胸锁乳突肌肌电图异常对该病诊断有显著意义，阳性率高达94%。c. 诱发电位，大部分患者诱发电位正常。

②神经影像学检查：CT、MRI 可见大脑皮质不同程度的萎缩，40% ALS 患者头部 MRI 在 T_2 加权上皮层出现高信号。正电子发射断层扫描（PET）示 ALS 患者大脑的葡萄糖代谢降低，尤其见于感觉运动皮质和基底节，单光子发射断层扫描（SPECT）示运动皮质的前下部低灌注。

③肌肉活检：早期可见到散在的小范围萎缩性 Ⅰ 型和 Ⅱ 型肌纤维，后期可见群组萎缩现象。目前肌肉活检因其有创侵入，很少作为运动神经元病的诊断依据，但肌肉活检能发现肌病的组织病理学特征，目前主要用于鉴别类似 ALS 的肌肉疾病。

（5）其他：血生化、CSF 检查多无异常，肌酸磷酸激酶活性可轻度增高，部分 ALS 患者合并甲状腺疾病，可出现甲状腺功能异常。

脊肌萎缩症

属于遗传性进行性运动神经元病，起病可在婴儿期、儿童期或青少年期。是一组以脊髓前角细胞和脑干运动性脑神经核的进行性变性为主要特征的遗传疾病。根据发病年龄，临床表现分 4 型：急性婴儿型、婴儿后期型、少年型、成年型。

【临床表现】

1. 急性婴儿型脊肌萎缩（Ⅰ型） 胎儿期出现胎动减少，出生后3~6个月发病。表现为自主活动减少，四肢近端无力、伴肌萎缩、束颤，不能抬头、屈颈，腱反射降低或消失，严重者出现髋关节外展外翻，吸吮及吞咽困难，常因呼吸系统反复感染死亡。此型进展迅速，平均生存期7~9个月。

2. 慢性婴儿型脊肌萎缩（Ⅱ型） 通常出生后6个月发病，个别患儿可1~2岁发病。以肢体近端对称性无力为主，下肢常重于上肢，近端肌群重于远端，肌张力低下腱反射减弱或消失，病程早期可出现舌肌萎缩、束颤，但无呼吸肌和延髓麻痹症状，此型预后良好，多数可活到青少年。

3. 少年型脊肌萎缩（Ⅲ型） 大多数在儿童期或青春期隐匿起病，2~17岁多见。以下肢近端肌肉无力、萎缩起病，出现鸭步、站立、登楼困难，逐渐累及上肢带肌和上肢肌肉，一般不累及脑神经，但胸锁乳突肌易受累。大部分患者可出现全身肌束震颤，25%患者出现腓肠肌假性肥大。血清肌酸激酶同工酶（CK－MB）可轻中度升高。由于病情进展速度不一，多数患者30岁时已不能行走，但个别发展缓慢患者至晚年仍能独立行走。

4. 成人慢性脊肌萎缩症（Ⅳ型） 发病年龄18~60岁。临床表现与Ⅲ型相似，为肢体近端为主的肌萎缩、无力。可累及后组脑神经及面部肌肉，出现构音障碍、吞咽困难及呼吸困难，多为良性病程，可至正常寿命。

【西医诊断与鉴别诊断】

（1）目前无统一的临床诊断及确诊标准，根据临床表现结合病史及相关遗传病史可临床诊断。

（2）鉴别疾病：①先天性重症肌无力：出生后即有肌无力，患儿母亲一般有重症肌无力，胆碱酯酶抑制剂有效。②进行性肌营养不良：1 岁后起病，有腓肠肌假性肥大，血清 CK－MB 增高明显，肌电图呈肌源性损害。③先天性肌张力不全：主要为肌张力低下，肌肉无萎缩，肌电图及肌肉活检无异常。

（3）辅助检查：血清肌酸激酶及其同工酶检测除Ⅲ型部分患者可轻中度升高外一般正常，肌电图呈典型神经源性损害，肌肉活检对临床诊断有一定帮助，其中Ⅰ、Ⅱ型可见大量萎缩肌纤维，而Ⅲ、Ⅳ型主要呈失神经性改变，可见到许多萎缩肌纤维和再支配的肌纤维，基因检测为目前重要手段，如发现生存运动神经元（SMN）突变或缺失可明确诊断而不需行电生理或肌肉活检等检测。

进行性延髓麻痹

是一主要侵及延髓和脑桥运动神经核的变性疾病。主要可见：①多在中年后发病、饮水呛咳、吞咽困难，咀嚼、咳嗽和呼吸无力，构音障碍，检查可见上腭低垂、咽反射消失、咽部唾液积存、舌肌萎缩伴肌束震颤。②皮质延髓束受累出现下颌反射亢进，后期伴强哭强笑，表现真性与假性球麻痹并存。③进展较快，预后不良多在 1~3 年死于呼吸肌麻痹和肺部感染。

原发性侧索硬化

原发性侧索硬化（PLS）极罕见，平均发病年龄 50 岁，选择性损害皮质脊髓束导致肢体上运动神经元功能缺损。主要表现：①首发症状常为双下肢对称的痉挛性无力、缓慢进展、渐波及双上肢、躯体及面部肌肉，因四肢肌张力增高可表现为步态不稳、跌倒，伴腱反射亢进及巴宾斯基征阳性，无肌肉萎缩、无束颤及感觉异常，也有部分患者以上肢或舌部运动障碍起病。②皮质延髓束受累后出现假性球麻痹伴情绪不稳、强哭强笑，呛咳，说话及吞咽困难。③多为缓慢进行性病程，一般为数年至 10年，偶有长期生存报告。

【西医治疗】

包括病因治疗、对症治疗和各种非药物治疗，当前病因治疗的发展方向包括兴奋性氨基酸毒性、神经营养因子、抗氧化和自由基清除、新一代钙离子通道阻滞剂、抗凋亡、基因治疗及神经干细胞移植，目前本病尚无有效治疗方法。

1. 病因治疗

（1）抗兴奋性氨基酸毒性治疗：力如肽。抑制中枢神经系统谷氨酸能神经传导。此药可以增强肌力、延长肌萎缩侧索硬化患者的存活时间和推迟气管切开时间，但不能显著改善症状及根治肌萎缩侧索硬化，适用于轻中症患者，价格昂贵。成人剂量每次 50mg，每日 2 次，口服。半数治疗病例可出现不良反应，如无力、腹痛、恶心、厌食、嗜睡及轻度转氨酶增高

（2）神经营养因子治疗目前处于实验或临床研究阶段。

（3）自由基清除剂和抗氧化治疗：维生素 E 具有抗氧化和自由基清除作用，20 世纪初就被广泛用于本病治疗，但没有肯定的临床试验结果证实其疗效。N－乙酰半胱氨酸是谷胱甘肽前体，有直接和间接的清楚自由基的作用，目前已开展临床试验。

2. 对症治疗 运动神经元病是运动神经元进行性变性疾病，最终因呼吸衰竭死亡，无有效治疗手段，患者易产生流涎、痛性痉挛、束颤、痉挛、疼痛及吞咽和营养障碍，对症治疗可改善患者生存状态。

3. 心理治疗 从健康走向运动神经元病的终末期，对每一位患者是精神、心灵上巨大挑战，发现和认识与疾病相随的神经心理反应并予以正确处理，是疾病治疗的重要组成部分。

4. 康复治疗 积极的康复治疗可以提高患者运动能力，维持关节活动度，防止废用性肌萎缩，使患者最大限度地发挥现有功能。

5. 终末期患者呼吸衰竭的治疗 晚期运动神经元病容易出现呼吸衰竭，防止误吸、防止感染、清除分泌物及恰当的抗感染治疗，可减少或延缓呼吸衰竭的发生。患者出现呼吸衰竭时，早期可采用非侵入性机械通气如经口或鼻予以通气。晚期严重呼吸衰竭患者，非侵入性机械通气不能满足患者需要时应考虑行气管切开机械通气。

（二）中医诊治

【辨证施治】

1. 肾气虚

［临床表现］肌无力，肌萎缩，肌颤，腰膝酸软，夜间多尿，舌淡苔白，脉沉弱。

［治则］益气补肾。

［方药］大补元煎加减。

2. 肝阴虚

［临床表现］肌无力，肌萎缩，肌颤，头晕眼花，两目干涩，耳鸣，舌红少苔，脉弦细数。

［治则］养阴柔肝。

［方药］一贯煎加减。

［常用中成药］六味地黄丸。

3. 肾阳虚

［临床表现］肌无力，肌萎缩，肌颤，畏寒，腰膝酸冷，小便清长，舌淡苔白，尺脉沉细或沉迟。

［治则］温补肾阳。

［方药］右归丸加减。

［常用中成药］右归丸。

二、脊髓空洞症

（一）西医诊治

【临床表现】

Barnett 将脊髓空洞症分为如下四型。

（1）脊髓空洞伴第四脑室正中孔阻塞和中央管扩大：①合并Ⅰ型 Chiari 畸形。②伴后颅窝囊肿、肿瘤、蛛网膜炎等造成第四脑室正中孔阻塞。

（2）特发性脊髓空洞症。

（3）继发性脊髓空洞症：脊髓肿瘤、外伤、脊髓蛛网膜炎和硬脑膜炎所致。

（4）单纯脊髓积水或伴脑积水。

发病年龄通常为 20～30 岁，偶尔发生于儿童或成年以后，男性与女性比例约为 3：1，脊髓空洞症起病隐袭，进展缓慢。

最早症状常是双手及前臂皮肤痛温觉丧失，而触觉及深感觉相对正常，表现为节段性分离性感觉障碍。患者常在手发生灼伤或刺伤后才发现痛温觉缺损。以后痛温觉丧失范围可以扩大到两侧上肢及胸背部呈短上衣样分布。

如向上侵及三叉神经脊束核可造成面部痛、温觉减退或消失，角膜反射消失。痛温觉消失区域内常有自发性疼痛。晚期脊髓后索及脊髓丘脑侧束受累，造成病变以下各种传导束性感觉障碍。

空洞的扩大累及前角细胞，手部小肌肉及前臂尺侧肌肉萎缩无力、有肌束颤动。少数波及上肢肩胛肌及部分肋间肌肉，肌张力及腱反射减低。空洞继续扩大尚可侵及锥体束，出现肌张力增高及腱反射亢进，巴宾斯基征阳性。空洞内发生出血病情可突然恶化。

如病变累及 $C_8 \sim T_2$ 脊髓侧角，可出现同侧霍纳综合征，同侧瞳孔缩小、睑裂变小、眼球内陷和同侧面部出汗减少，但在初期偶见有发汗过多的病例报道。

皮肤营养障碍可见皮肤增厚、过度角化，痛觉消失区的表皮烫伤、外伤可造成顽固性溃疡及瘢痕形成。甚至指趾节末端无痛性坏死脱落，称为 Morvan 征。

关节痛觉丧失可引起关节磨损萎缩和畸形关节肿大、活动度增加、运动时有摩擦音而无痛觉及夏科关节。晚期可有神经源性膀胱和便失禁。

延髓空洞症很少单独发生，常为脊髓空洞的延伸，多不对称，故症状和体征多为单侧性。若三叉神经脊束核受累，则面部呈洋葱皮样的痛温觉减退或丧失，从外侧向鼻唇部发展，累及疑核出现吞咽困难、饮水呛咳、悬雍垂偏斜；累及面神经核出现周围性面瘫；舌下神经核受累伸舌偏向患侧、同侧舌肌萎缩及肌束颤动；前庭小脑通路受累出现小脑性眩晕、眼震和步态不稳。脊髓积水常为先天性，缓慢起病，有肢体肌肉萎缩、无力、腱反射减退等。

脊髓空洞症常合并脊柱侧弯或后突畸形、隐性脊柱裂、颈枕区畸形、小脑扁桃体下疝、颈肋和弓形足等先天畸形。

【西医诊断要点】

（1）成年期发病，起病隐匿，缓慢进展，常合并其他先天畸形，特征性的节段性分离感觉障碍，肌肉无力、萎缩，以及皮肤、关节营养障碍，MRI发现空洞则可确诊。

（2）辅助检查：①脊柱平片：可见颈枕区畸形、脊柱畸形、夏科关节。②脑脊液检查多正常，空洞较大造成脊髓腔部分梗阻时 CSF 蛋白可增高。③延迟脊髓 CT 扫描（DMCT）：将水溶性造影剂注入蛛网膜下腔后，延迟一定时间，如注射后 6、12、18 和 24 小时分别进行脊髓 CT 检查，可清晰显示高密度的空洞影像。④ MRI 是诊断本病最准确的方法，能多平面、多节段获得全脊髓轮廓，可在纵横断面上清楚显示出空洞的位置及大小、累及范围与脊髓的对应关系，以及是否合并 Arnold – Chiari 畸形以鉴别空洞是继发性还是原发性，有助于选择手术适应证和设计手术方案。

【西医鉴别诊断】

1. 脊髓肿瘤 起病较慢，累及节段较短，进展快，膀胱功能障碍出现早，锥体束征多为双侧，可进展为横贯性损害，营养障碍少见，脊髓腔梗阻时

CSF 蛋白可增高，MRI 增强扫描可明确诊断。

2. 颈椎病 常见根痛，感觉障碍呈根性分布，可出现颈部活动受限或后仰时疼痛，手及上肢萎缩不显著。

3. 肌萎侧索硬化症 本病特征为无感觉异常及感觉丧失，MRI 检查多无异常。

【西医治疗】

目前本病尚无特效疗法。

1. 支持治疗 镇痛剂、B 族维生素、ATP、辅酶 A、肌酐等药物治疗，有疼痛者可给予镇痛剂，痛觉消失者应加强护理，防止关节皱缩、烫伤和冻伤。辅助被动运动、按摩、针灸、防止关节挛缩。

2. 放射疗法 早期可用深部 X 线照射治疗，^{131}I 口服治疗，但疗效不肯定，现已少用。

3. 手术治疗 对 Chiari I 型脊髓空洞症，惟一有效的治疗是枕大孔和上颈段椎管减压手术，张力性空洞可行脊髓切开及空洞 – 蛛网膜下腔分流术，外伤后脊髓病并发的脊髓空洞手术效果好。脊髓积水可通过脑室腹腔分流术使之缓解。

（二）中医诊治

【辨证施治】

1. 气滞血瘀

［临床表现］分离性感觉障碍，肌肉萎缩，胸胁胀闷，肢体走窜疼痛，舌紫暗或见瘀点，脉涩。

［治则］疏肝理气，活血化瘀。

［方药］`血府逐瘀汤或金铃子散合失笑散加减。

［常用中成药］血府逐瘀胶囊。

2. 湿热

［临床表现］分离性感觉障碍，肌肉萎缩，头身困重或身热不扬，胸闷腹胀，小便赤而不利，舌苔腻，脉濡缓，濡数。

［治则］清热利湿。

［方药］大清化汤加减。

3. 脾胃气虚

［临床表现］分离性感觉障碍，肌肉萎缩，面色萎黄，神疲乏力，纳呆腹胀，舌淡红或胖大边有齿痕，脉虚弱。

［治则］健脾益气，和胃养胃。

［方药］补中益气汤加减。

4. 肝肾阴虚

［临床表现］分离性感觉障碍，肌肉萎缩，眩晕耳鸣，腰膝酸软，视物昏花，多数可见五心烦热、午后潮热。舌红少苔，脉沉弦细数。

［治则］滋补肝肾。

［方药］二至加味丸加减。

［常用中成药］六味地黄丸。

5. 血虚津亏

［临床表现］分离性感觉障碍，肌肉萎缩，口干咽燥，失眠多梦，舌苔少或见剥脱，脉细小。

［治则］滋阴养血。

［方药］生津养血汤加减。

三、脊髓亚急性联合变性

本病是由于维生素 B_{12} 缺乏导致的神经系统变性，病变主要累及脊髓后索、侧索及周围神经。

（一）西医诊治

【临床表现】

（1）多在中年以后起病，无性别差异，隐袭起病，逐渐缓慢进展。

（2）多数患者出现神经系统症状前有贫血、倦怠、腹泻和舌炎等病史，早期症状为双下肢无力、发硬，动作笨拙、步行不稳、踩棉花感；随后出现手指脚趾末端感觉异常、对称性刺痛、麻木和烧灼感。双下肢振动觉、位置觉障碍以远端明显，Romberg 征阳性；少数患者有手套袜套样感觉减退。少数患者屈颈时可出现一阵阵由脊背向下肢足底放射的触电感。双下肢不完全性痉挛，肌张力增高，腱反射亢进，病理征阳性。

（3）周围神经病变时见肌张力减低，腱反射减弱，巴宾斯基征阳性；括约肌功能障碍出现较晚。

（4）少数患者可有精神症状，如易激惹、抑郁、幻觉、认知功能减退、视神经萎缩及中央暗点、味觉、嗅觉的改变，提示大脑白质与视神经广泛受累。

【西医诊断要点】

（1）多呈缓慢起病出现脊髓后索、侧索及周围神经受损体征，血清中维生素 B_{12} 缺乏，有恶性贫血者可确定诊断。血清中维生素 B_{12} 缺乏时，血清中甲基丙二酸和高半胱氨酸异常增加，给予维生素 B_{12} 治疗后，血清中甲基丙二酸降至正常，此为试验性诊断。

（2）辅助检查：周围血象及骨髓涂片显示巨幼细胞贫血。血清维生素 B_{12} 含量降低，注射维生素 B_{12} 1mg/d，10 天后网织红细胞增多有助诊断。Schilling（口服放射性核素[57]钴标记维生素 B_{12}，测定其在尿便中的排泄量），可发现维生素 B_{12} 吸收障碍。注射组胺作胃液分析，可发现有抗组胺性胃酸缺乏。少数脑脊液可有蛋白轻度增高。

【西医鉴别诊断】

非恶性贫血型联合系统变性主要累及脊髓后索和侧索，与恶性贫血无关，整个病程中皮质脊髓束的损害较后索损害出现早且明显。

【西医治疗】

（1）尽早开始大剂量维生素治疗，否则会造成不可逆性神经损伤，如不治疗，发病 2～3 年后病情不断加重直至死亡。维生素 B_{12} 0.5～1mg/d，连续 2 周肌内注射，然后每周 1 次，连续 4 周，最后每月 1 次维生素 B_{12} 肌内注射，有些患者需终身用药。合用维生素 B_1 对有周围神经受损者效果更好。

（2）胃液中缺乏游离胃酸者，可服用胃蛋白酶合剂或饭前服用稀盐酸合剂 10ml。

（3）贫血患者可用硫酸亚铁每次 0.3～0.6g 口

服，每日 3 次，或 10% 枸橼酸铁胺溶液每次 10ml 口服，每日 3 次。

（4）有恶性贫血者，建议叶酸每次 5～10mg 与维生素 B_{12} 合用，每日 3 次。不宜单独使用叶酸，否则会加重神经精神症状。叶酸在维生素 B_{12} 缺乏时禁用，待其纠正后可给予每次 15～30mg，分 3 次口服。

（5）加强瘫痪肢体功能锻炼，针灸理疗及康复治疗。

早期诊断和治疗是治愈本病关键，如在发病后 3 个月内积极治疗可完全恢复，症状好转多在治疗后 6 个月至 1 年内，如轴突已发生破坏，预后较差。

（二）中医诊治

【辨证施治】

1. 脾气虚症

［临床表现］食欲不振，脘腹胀满，少气懒言，舌淡，脉弱无力。

［治则］健脾益气。

［方药］七珍散加减。

2. 肝血虚

［临床表现］贫血，下肢软弱无力，行走不稳，双目干涩，舌色淡，脉细。

［治则］补血养肝。

［方药］补肝汤加减。

［常用中成药］阿胶膏。

3. 肝阴虚

[临床表现] 贫血，下肢软弱无力，行走不稳，头晕眼花，两目干涩，舌红少苔，脉弦细数。

[治则] 养阴柔肝。

[方药] 一贯煎加减。

[常用中成药] 六味地黄丸。

4. 肾阴虚

[临床表现] 贫血，下肢软弱无力，腰膝酸软，时有失眠盗汗，舌红少津，脉细数。

[治则] 滋补肾阴。

[方药] 左归丸加减。

[常用中成药] 六味地黄丸。

四、脊髓损伤

(一) 西医诊治

【临床表现】

1. 脊髓震荡 各种感觉和运动及括约肌功能暂时丧失，多表现不完全性丧失，持续数小时数日完全恢复。

2. 完全性脊髓损伤 表现为损伤脊髓节段平面以下各种感觉、运动、括约肌功能完全丧失，经 2~4 周脊髓休克期后，损伤平面下肌张力增高，腱反射亢进，病理反射阳性。出现不同平面脊髓损害的临床表现。

3. 不完全性脊髓损伤 如脊髓不完全性损害，

休克期后，可有部分感觉、运动、括约肌功能恢复。

（1）脊髓中央性损伤：分离性感觉障碍，即痛温觉消失而触觉基本存在，损伤平面以下的肢体呈痉挛性瘫痪，上肢瘫痪重于下肢。

（2）脊髓前部损伤：损伤平面以下完全性瘫痪，痛温觉迟钝或消失，而深感觉存在。

（3）脊髓半侧损伤：表现为损伤侧平面以下肢体痉挛性瘫痪及深感觉丧失，损伤平面以下对侧的痛觉、温度觉丧失。

（4）脊髓后部损伤：损伤平面以下深感觉障碍，而浅感觉迟钝或正常，肌力正常。

【西医诊断要点】

1. 病史 着重了解受伤时间、原因、受伤方式、暴力大小及作用方向和着力部位。神经体征出现时间，有无其他脏器损伤。

2. 一般检查 了解有无畸形、骨折和压痛，有无其他脏器损伤，根据脊髓损伤的临床表现特点及查体，确定脊髓损伤的平面、范围和程度。

3. 辅助检查 ①脊柱平片：有无骨折、脱位、椎管内有无金属异物。②脑脊液检查：了解有无蛛网膜下腔出血、感染。③压颈试验：有无梗阻现象。④脊髓碘油造影：了解蛛网膜下腔有无梗阻及梗阻部位、脊髓移位情况。⑤ CT、MRI：明确显示脊髓脊柱及椎管的损伤情况。⑥体感诱发电位：可诊断和判断脊髓损伤的程度，了解预后。

【西医治疗】

1. 现场救护

（1）有休克者先抗休克治疗。

（2）脊柱骨折者，夹板固定后搬运，注意搬动方法，可做头颅牵引，卧硬板床。

2. 药物治疗

（1）脊髓水肿：20%甘露醇或25%山梨醇内加地塞米松 10～40mg/d，2～4 次/日静脉滴注。

（2）出血：脊髓损伤导致蛛网膜下腔出血者，应按蛛网膜下腔出血治疗。

（3）抗生素预防感染。

（4）促进脊髓神经功能恢复的药物：胞二磷胆碱、B 族维生素、神经节苷脂等。

（5）对抗神经介质和清除自由基的药物，如纳洛酮、尼莫地平、维生素 E 和激素。

（6）对症治疗：疼痛剧烈者可用止痛药或镇静剂，腹胀者给予新斯的明。

3. 手术治疗适应证

（1）开放性损伤，早期做清创术。

（2）有骨折错位、椎管内异物者应手术复位取除异物。

（3）脊髓功能严重障碍或逐渐恶化伴有椎管阻塞者应行探查和椎板切除。

（4）外伤性椎间盘突出者若牵引不见好转应做椎板减压或髓核摘除。

4. 加强护理 防止压疮、尿路感染、肺炎等。

5. 高压氧、局部低温疗法

6. 其他治疗 结合针灸、推拿、理疗、体疗等。

（二）中医诊治

【辨证施治】

气滞血瘀

［临床表现］各种感觉、运动、括约肌功能完全丧失，胸胁胀闷，舌紫暗或见瘀点，脉涩。

［治则］疏肝理气，活血化瘀。

［方药］血府逐瘀汤或金铃子散合失笑散加减。

［常用中成药］血府逐瘀胶囊。

第三章 Chapter

脑血管病

第一节 缺血性脑血管病

一、短暂性脑缺血发作

(一) 西医诊治

短暂性脑缺血发作 (TIA) 是指由于某种因素造成的脑动脉一过性或短暂性供血障碍，导致相应供血区局灶性神经功能缺损或视网膜功能障碍。症状持续时间为数分钟到数小时，24 小时内完全恢复，可反复发作，不遗留神经功能缺损的症状和体征，但目前临床研究结果有不同论点，据统计 97%的患者在 3 小时内症状缓解，症状持续超过 3 小时的 TIA 患者中 95% 可有影像学及病理学改变。对TIA 发作时间限定尚存争议。

TIA 患者发生卒中的几率明显高于一般人群，一次 TIA 发作后 1 个月内发生脑卒中的几率是 4% ~8%，1 年内约 12% ~13%，5 年内高达 24% ~29%。TIA 患者在第一年内的卒中发病率较一般人群高

13～16 倍，5 年内仍高 7 倍有余。

【临床表现】

TIA 好发于 50～70 岁，男多于女，患者多伴有高血压、动脉粥样硬化、心脏病、糖尿病和血脂异常等脑血管病的危险因素。起病突然迅速出现局灶性神经系统或视网膜的功能缺损，持续数分钟至数小时，多在 1 小时内恢复，最常不超过 24 小时，不遗留任何后遗症状。常反复发作，每次发作时的症状基本相似，椎 - 基底动脉系统 TIA 更易出现反复发作。

1. 颈内动脉系统 TIA 症状是对侧发作性的肢体瘫痪、面瘫或偏瘫，其他症状还有对侧单肢或偏身麻木；同侧单眼一过性黑蒙或失明，对侧偏瘫及感觉障碍（眼动脉交叉瘫）；同侧霍纳征，对侧偏瘫（霍纳征交叉瘫）；对侧同向性偏盲（大脑中 - 后动脉皮质支分水岭区缺血颞枕交界区受累所致）；优势半球受累还可出现失语。

2. 椎 - 基底动脉系统 TIA 最常见症状是眩晕恶心呕吐，大多数不伴有耳鸣，为脑干前庭系统缺血的表现。少数伴有耳鸣，是内听动脉缺血的症状。脑干网状结构缺血可引起跌倒发作，表现为突然出现双下肢无力而倒地，但可随即自行站起，整个过程中意识清楚。脑干和小脑缺血也可引起下列症状，包括复视（眼外肌麻痹）、交叉性感觉障碍（延髓背外侧综合征，Wallenberg 综合征）、眼震、交叉性瘫痪（Weber、Millard‒Gubler、Foville 和 Jackson 综合征）、吞咽困难和构音障碍（真性或假性球麻痹）、共济失调及平衡障碍（小脑或小脑‒脑干联系纤维损害）、意识障碍（脑干网状结构受损）等。大脑后动脉缺血致枕叶视皮层受累可出现一侧或两侧视力障碍或视野缺损。

除上述常见症状外，颈内动脉系统及椎‒基底动脉系统 TIA 还可表现有精神症状、意识障碍、半侧舞蹈样发作或偏身投掷、短暂性全面遗忘症（TGA）等。这是一种突然起病的一过性记忆丧失，伴时间、空间定向力障碍，无意识障碍，患者的自知力存在，较复杂的皮层高级活动如书写、计算力和对话等保留完整，无神经系统其他的异常表现，症状持续数分钟或数小时后缓解，大多不超过 24 小时，遗留有完全的或部分的对发作期事件的遗忘（颞叶、海马等部位的缺血所致）。

【西医诊断要点】

（1）多数患者就诊时临床症状已经消失，故诊断主要依靠病史。中老年人突然出现局灶性脑损害症状，符合颈内动脉系统与椎‒基底动脉系统及其分支缺血后的表现，持续数分钟或数小时，24 小时内恢复完全，应高度怀疑 TIA 的诊断。头部 CT 和 MRI 可以正常，在排除其他的疾病后，可以诊断 TIA。新兴的神经影像学检测技术，如 DWI、PWI、SPECT、有助于 TIA 的早期诊断，但目前这些技术还尚未普及，临床使用率偏低。

（2）辅助检查：一般头部颅脑 CT、MRI 多无明显异常。TIA 发作时，MRI 弥散加权成像（DWI）和灌注加权成像（PWI）可显示脑局部缺血性改变；SPECT 和 PET 检查可发现局部脑血流量减少和脑代谢率降低。神经心理学检查可能发现轻微的脑功能损害，许多常规化验例如血常规、血液流变学和血脂对 TIA 的诊断意义不大，但对于查找病因以及判定预后十分必要。通过颈动脉超声对颈动脉和椎基底动脉的颅外段进行检查可作为 TIA 患者的基本检查手段。通过 TCD 可发现颅内大动脉狭窄、评估侧支循环的情况，进行微栓子监测，在血管造影前评估血液循环状况。DSA 检查是评估颅内外血管病变最为准确的诊断方法，MRA 和 CTA 是无创性血管成像新技术，但不如 DSA 准确详尽，常导致对动脉狭窄程度的过度判断。颈动脉彩超可提示颈部大血管狭窄或动脉粥样硬化斑。DSA、MRA 示脑动脉粥样硬化斑块、溃疡或狭窄。

【西医鉴别诊断】

1. 癫痫部分性发作　见局部肢体抽动多起自一侧口角，进而扩展至面部或一侧肢体，或表现为肢体麻木感和针刺感，一般持续时间更短，EEG 可有异常。部分性癫痫大多由脑部局灶性病变引起，头部 CT、MRI 可能发现病灶。

2. 梅尼埃病　发作性眩晕伴恶心呕吐，波动性耳聋，除自发性眼震外，中枢神经系统检查正常，冷热水试验可见前庭功能减退或消失。

3. 偏头痛 首次发病在青年或成人早期，多有家族史。头痛前可有亮点闪光等视觉先兆，消退后头痛。神经系统无阳性体征。麦角胺制剂可止痛。

4. 其他疾病 多发性硬化的发作性症状可有构音障碍、共济失调，类似于 TIA，某些颅内接近于皮层或皮层内的占位性病变如脑膜瘤、脑转移瘤等，也会引起类似于 TIA 的症状；低血糖低血压、慢性硬脑膜下血肿和小灶性脑出血也可出现也有类似症状。

【西医治疗】

TIA 是神经科急症，应及早治疗以防发展为脑卒中。

1. 病因治疗 动脉粥样硬化、高血压、高血脂、糖尿病、颈椎病等。

2. 药物治疗

（1）抗血小板聚集：抗血小板聚集药物能阻止血小板活化、粘附和聚集，防止血栓形成，减少 TIA 复发。可选用阿司匹林肠溶片（拜阿司匹林）50～150mg，每日 1 次。阿司匹林通过抑制环氧化酶而抑制血小板聚集，长期服用对消化道有刺激性，严重时可致消化道出血。也可用噻氯匹定每次 125～250mg，每日 1～2 次。噻氯匹定抑制 ADP（二磷酸腺苷）诱导的血小板聚集，疗效优于阿司匹林，不良反应主要为粒细胞减少。氯吡格雷 75mg，每日 1 次。氯吡格雷结构上与噻氯匹定相似，同属 ADP（二磷酸腺苷）诱导血小板聚集的抑制剂，疗效优于阿司匹林，且上消化道出血的发生率显著减少。双嘧达莫联合应用阿司匹林 25mg/d 效果优于单用阿司匹林，且不良反应减少。

（2）抗凝治疗：不应作为常规治疗。对于伴发房颤和冠心病的 TIA 患者（感染性心内膜炎除外），建议抗凝，TIA 患者经过抗血小板治疗仍频繁发作考虑抗凝。有出血倾向、溃疡病、严重高血压及肝肾疾病的患者禁忌抗凝。可用肝素 100mg 加入 5% 葡萄糖或 0.85% 生理盐水 500ml 中，每分钟 10~20 滴静脉滴注，监测部分凝血活酶时间（APTT），控制在正常范围内的 1.5 倍之内。也可选用低分子肝素每次 4000~5000IU，腹壁皮下注射，每日 2 次，连用 7~10 天，低分子肝素使用较安全。华法林 6~12mg，每日 1 次口服，3~5 天后改为 2~6mg 维持，监测凝血酶原时间（PT）为正常值的 1.5 倍或国际标准化比值（INR）2.0~3.0。

（3）钙拮抗剂：尼莫地平 20~40mg，每日 3 次，盐酸氟桂嗪 5mg，每日睡前口服一次。

3. 手术治疗 单次或多次发生 TIA 的患者，如抗血小板药物治疗效果不佳，且颈动脉狭窄程度超过 70%，可进行颈动脉内膜切除术。血管成形术和血管内皮架对 TIA 的治疗作用，尚处于临床研究阶段。

4. 病因治疗 针对脑血管疾病的危险因素，如高血压、糖尿病、血脂异常、心血管疾病要积极有效治疗，进行生活方式管理，避免酗酒、适度降低体重。病因治疗是预防 TIA 复发的关键。

5. 预后 不同病因的 TIA 患者预后不同，约70％的表现为大脑半球症状的 TIA 患者和伴有颈动脉狭窄的 TIA 患者在 2 年内发生卒中的几率是 40％。椎基底动脉系统 TIA 发生脑梗死的比例相对较少。孤立的单眼视觉症状的患者预后较好，总体上说，未经治疗的 TIA 患者，约 1/3 发展成脑梗死，1/3 可反复发作，另 1/3 能自行缓解。

（二）中医诊治

【辨证施治】

1. 风痰阻络

［临床表现］头晕目眩，肢体麻木，舌强不语，或见恶心呕吐，胸胁满闷，舌苔厚腻，脉弦滑。

［治则］祛风化痰，疏经通络。

［方药］牵正散或续命汤加减。

2. 痰火扰神

［临床表现］心悸易惊，甚则狂躁妄动，烦躁不寐，便秘尿黄，舌红苔黄腻，脉滑数。

［治则］涤痰清火，潜镇安神。

［方药］当归龙荟丸合生铁落饮加减。

[常用中成药] 当归龙荟丸。

3. 痰蒙神窍

[临床表现] 口舌㖞斜，语言謇涩，神情痴呆，苔腻脉滑。

[治则] 化痰开窍。

[方药] 礞石滚痰丸加减。

[常用中成药] 礞石滚痰丸。

4. 脑瘀阻滞

[临床表现] 口舌㖞斜，语言謇涩，或见偏身麻木，舌质暗，脉涩。

[治则] 化瘀通脑，活络行滞。

[方药] 通脑活络汤加减。

[常用中成药] 血府逐瘀胶囊。

5. 心脾气虚

[临床表现] 口舌㖞斜，语言謇涩，气短神怯，舌淡嫩苔白，脉细弱。

[治则] 补益心脾。

[方药] 归脾汤加减。

[常用中成药] 归脾丸。

6. 脑神紊乱

[临床表现] 口舌㖞斜，语言謇涩，失眠健忘，易恐易惊，舌淡苔薄白，脉缓细数。

[治则] 宁脑安神，畅达气机。

[方药] 宁脑安神汤加减。

二、动脉粥样硬化性血栓性脑梗死

（一）西医诊治

【临床表现】

中老年患者多见，病前有脑梗死的危险因素如高血压、糖尿病、冠心病及血脂异常。常在安静状态下或睡眠中起病，约1/3患者的前驱症状表现为反复出现TIA。根据脑动脉血栓形成部位的不同，相应地出现神经系统局灶性症状和体征。患者一般意识清楚，在发生基底动脉血栓或大面积脑梗死时，病情严重，出现意识障碍，甚至有脑疝形成，最终导致死亡。

1. 颈内动脉系统（前循环）脑梗死

（1）颈内动脉学血栓形成：颈内动脉闭塞的临床表现复杂多样，如果侧支循环代偿良好，可以全无症状。若侧支循环不良，可引起TIA，也可表现为大脑中动脉及/或大脑前动脉缺血症状或分水岭梗死（位于大脑前、中动脉或大脑中、后动脉之间）。临床表现可有同侧霍纳综合征、对侧偏瘫、偏身感觉障碍、双眼对侧同向性偏盲，优势半球受累可出现失语。当眼动脉受累时，可有单眼一过性失明，偶尔成为永久性视力丧失。颈部触诊发现颈内动脉搏动减弱或消失，听诊可闻及血管杂音。

（2）大脑中动脉血栓形成：大脑中动脉主干闭塞可出现对侧偏瘫、偏身感觉障碍和同向性偏盲，可伴有双眼向病灶侧凝视，优势半球受累可出现失语，非优势半球病变可有体像障碍。由于主干闭塞引起大面积的脑梗死，故患者多有不同程度的意识障碍，脑水肿严重时可导致脑疝形成甚至死亡。皮层支闭塞引起的偏瘫及偏身感觉障碍以面部和上肢为重，下肢和足受累较轻，累及优势半球可有失语，意识水平不受影响。深穿支闭塞更为常见，表现为对侧偏瘫，肢体、面和舌的受累程度均等，对侧偏身感觉障碍，可伴有偏盲失语。

（3）大脑前动脉血栓形成：大脑前动脉近段阻塞时由于前交通动脉的代偿，可全无症状。远段闭塞时，对侧偏瘫，下肢重于上肢，有轻度感觉障碍，主侧半球病变可有 Broca 失语。可伴有尿失禁（旁中央小叶受损）及对侧强握反射等。深穿支闭塞，出现对侧面、舌瘫及上肢轻瘫（内囊膝部及部分内囊前肢）。双侧大脑前动脉闭塞时，可出现淡漠、欣快等精神症状，双下肢瘫痪，尿潴留或尿失禁，及强握等原始反射。

2. 椎基底动脉系统（后循环）脑梗死

（1）大脑后动脉血栓形成：大脑后动脉闭塞引起的临床症状变异较大，动脉的闭塞位置和 Willis 环的构成在很大程度上决定了脑梗死的范围和严重程度。主干闭塞表现为对侧偏盲、偏瘫及偏身感觉障碍，丘脑综合征，优势半球受累伴有失读。

皮质支闭塞出现双眼对侧视野同向偏盲（黄斑

回避），偶为象限盲，可伴有视幻觉、视物变形和视觉失认等。优势半球受累可表现为失读及命名性失语等症状，非优势半球受累可有体像障碍。基底动脉上端闭塞，尤其是双侧后交通动脉异常细小时，会引起双侧大脑后动脉皮层支闭塞，表现为双眼全盲（黄斑回避），光反射存在，有时可伴有不成形的幻视发作，累及颞叶的下内侧时，会出现严重的记忆力损害。

深穿支闭塞的表现：①丘脑膝状体动脉闭塞出现丘脑综合征，表现为对侧偏身感觉障碍，以深感觉障碍为主，自发性疼痛感觉过度、轻偏瘫、共济失调、舞蹈 – 手足徐动。②丘脑穿动脉闭塞出现红核丘脑综合征，表现为病灶侧舞蹈样不自主运动、意向性震颤、小脑性共济失调、对侧偏身感觉障碍。③中脑脚间支闭塞出现 Weber 综合征，表现为同侧动眼神经麻痹，对侧偏瘫；或 Benedikt 综合征，表现为同侧动眼神经麻痹，对侧不自主运动。

（2）椎动脉血栓形成：若两侧椎动脉的粗细差别不大，当一侧闭塞时，通过对侧椎动脉的代偿作用，可以无明显的症状。约 10% 的患者一侧椎动脉细小，脑干仅由另一侧椎动脉供血，此时供血动脉闭塞引起的病变范围等同于基底动脉或双侧椎动脉阻塞后的梗死区域，症状较严重。

延髓背外侧综合征（Wallenberg 综合征）：在小脑后下动脉，或椎动脉供应延髓外侧的分支闭塞时发生。临床表现为眩晕、恶心、呕吐和眼球震颤（前庭神经核受损）、声音嘶哑、吞咽困难及饮水呛咳（舌咽、迷走神经、疑核受累）、小脑性共济失调（绳状体或小脑损伤）、交叉性感觉障碍（三叉神经脊束核及对侧交叉的脊髓丘脑束受损）及同侧霍纳综合征（交叉神经下行纤维受损）。由于小脑后下动脉的解剖变异很大，除上述症状外，还可能有不典型的临床表现需仔细识别。

（3）基底动脉血栓形成：基底动脉主干闭塞，表现为眩晕、恶心、呕吐及眼球震颤，复视、构音障碍、吞咽苦难及共济失调等，病情进展迅速而出现球麻痹、四肢瘫、昏迷，并导致死亡。基底动脉分支的闭塞会引起脑干和小脑梗死，表现为各种临床综合征，类型如下：① 脑桥腹外侧综合征：基底动脉的短旋支闭塞，可见同侧面神经和外展神经麻痹，对侧偏瘫。Foville 综合征是基底动脉的旁正中支闭塞，表现为两眼不能像病灶侧同向运动，病灶侧面神经和外展神经麻痹，对侧偏瘫。②闭锁综合征：脑桥基底部双侧梗死，表现为双侧面瘫、球麻痹、四肢瘫、不能讲话，但因脑干网状结构未受累，患者意识清楚能随意睁闭眼，可通过睁闭眼或眼球垂直运动来表达自己的意愿。③基底动脉尖综合征：基底动脉尖端分出两对动脉，大脑后动脉和小脑上动脉，供血区域包括中脑、丘脑、小脑上部、颞叶内侧和枕叶。临床表现为眼球运动障碍，瞳孔异常，觉醒和行为障碍，可伴有记忆力丧失，及对侧偏盲或皮质盲，少数患者可出现大脑脚幻觉。

3. 辅助检查

（1）血液化验及心电图：血液化验包括血常规、血液流变学、肾功能、血清电解质、血糖及血脂。有利于发现脑梗死的危险因素。

（2）颅脑 CT：脑梗死发病后的 24 小时内，一般无影像学改变。24 小时后，梗死区出现低密度灶。脑梗死的超早期阶段（发病 6 小时内），CT 可发现一些轻微改变：大脑中动脉高密度征；皮层边缘，尤其在岛叶外侧缘，以及豆状核区灰白质分解不清楚；脑沟效应等。这些改变出现提示病变较大、预后较差，选择溶栓治疗应慎重，发病后 2 周左右，脑梗死病灶处因水肿减轻和吞噬细胞浸润可与周围正常脑组织等密度，CT 上难以分辨，称为"模糊效应"。对于急性卒中患者，颅脑 CT 是最常用的影像学检查手段，这对于发病早期脑梗死与脑出血的识别很重要。缺点是对小脑和脑干病变及小灶梗死显示不佳。

（3）MRI：脑梗死发病数小时后，即可显示 T_1 低信号，T_2 的高信号的病变区域。与 CT 相比，MRI 可以发现脑干、小脑梗死以及小灶梗死。功能性 MRI 如弥散加权成像（DWI）和灌注加权成像（PWI），可以在发病后的数分钟内检测到缺血性改变，DWI 与 PWI 显示的病变范围相同区域，为不可逆性损伤部位, DWI 与 PWI 的不一致区, 为缺血性半暗带。功能性 MRI 对超早期溶栓治疗提供了科学依据。MRI 的最大缺陷是诊断急性脑出血不如 CT 敏感, 需应用梯度回波技术 (GRE) 和平面回波敏感加权技术观察观察急性脑实质出血。

(4) 血管造影: 数字减影血管造影 (DSA)、CT 血管造影 (CTA) 和磁共振动脉成像 (MRA) 可以显示脑部大动脉的狭窄、闭塞和其他血管病变, 如血管炎、纤维肌性发育不良、颈动脉或椎动脉壁分离及 moyamoya 病。作为无创性检查, MRA 的应用非常广泛, 但对于小血管显影不清, 尚不能替代 DSA 和 CTA

(5) 彩色多普勒超声检查 (TCD): 对评估颅内外血管狭窄、闭塞、血管痉挛或者侧支循环建立的程度有帮助。应用于溶栓治疗监测, 对预后判断有参考意义。

(6) SPECT 和 PET: 能在发病后数分钟显示脑梗死的部位和局部脑血流的变化。通过对脑血流量 (CBF) 的测定, 可以识别缺血性半暗带, 指导溶栓治疗并判定预后。

(7) 脑脊液 (CSF) 检查: CSF 一般正常, 当有出血性脑梗死时, CSF 中可见红细胞, 在大面积脑梗死时, CSF 压力可升高, 细胞数和蛋白可增加。目前已不再广泛用于诊断一般的脑卒中。

【西医诊断】

中老年患者，有动脉粥样硬化及高血压等脑卒中的危险因素，安静状态下或活动中起病，病前可有反复的 TIA 发作，症状常在数小时或数天内达高峰，出现局灶性的神经功能缺损，梗死的范围与某一脑动脉的供应区域相一致。一般意识清楚。头部CT 在早期多正常，24 ~ 48 小时内出现低密度病灶。脑脊液正常，SPECT、DWI、PWI 有助于早期诊断，血管造影可发现狭窄或闭塞的动脉，

【西医鉴别诊断】

脑梗死需与下列疾病相鉴别。

（1）与脑出血、蛛网膜下腔出血、脑栓塞鉴别，见表 3 - 1。

表 3 - 1　脑梗死与脑出血、蛛网膜下腔出血、
脑栓塞鉴别表

	缺血性脑血管病		出血性脑血管病	
	脑血栓形成	脑栓塞	脑出血	蛛网膜下腔出血
发病年龄	老年人（60 岁以上）多见	青壮年多见	中老年（50 ~ 65岁）多见	各年龄组均见，青壮年居多
常见原因	动脉粥样硬化	各种心脏病	高血压及动脉硬化	动脉瘤（先天性、动脉硬化性）、血管畸形
TIA 史	较多见	少见	少见	无

	缺血性脑血管病		出血性脑血管病	
	脑血栓形成	脑栓塞	脑出血	蛛网膜下腔出血
起病时状态	多在静态时	不定，多由静态到动态	多在动态（激动、活动时）	同左
起病缓急	较缓（以时、日计）	最急（以秒、分计）	急（以分、时计）	急骤（以分计）
意识障碍	无或轻度	少见、短暂	多见、持续	少见、短暂
头痛	多无	少有	多有	剧烈
呕吐	少见	少见	多见	最多见
血压	正常或增高	多正常	明显增高	正常或增高
瞳孔	多正常	多正常	患侧有时增大	多正常
眼底	动脉硬化	可见动脉栓塞	动脉硬化，可见视网膜出血	可见玻璃体膜下出血
偏瘫	多见	多见	多见	无
脑膜刺激征	无	无	可有	明显
脑脊液	多正常	多正常	压力增高，含血	压力增高，血性
CT检查	脑内低密度灶	脑内低密度灶	脑内高密度灶	蛛网膜下腔高密度影

（2）硬膜下血肿或硬膜外血肿：多有头部外伤史，病情进行性加重，出现急性脑部受压的症状如意识障碍、头痛、呕吐、恶心等颅高压症状，瞳孔改变及偏瘫等。某些硬膜下血肿，外伤史不明确、发病较慢、老年人头痛不重，应注意鉴别。头部 CT 检查在颅骨内板的下方，可发现局限性梭形或新月形高密度区，骨窗可见颅骨骨折线、脑挫裂伤等。

（3）颅内占位性病变：颅内肿瘤或脑脓肿等也可急性发作，引起局灶性神经功能缺损，类似于脑梗死。脑脓肿可有身体其他部位感染或全身性感染的病史。头部 CT 与 MRI 检查有助于明确诊断。

【西医治疗】

1. 急性期治疗

要重视超早期（＜6 小时）和急性期处理，注意对患者进行整体化综合治疗和个体化治疗相结合。针对不同病情、不同发病时间及不同病因，采取有针对性的措施。急性期治疗主要通过两个途径实现，即溶解血栓和脑保护治疗。

（1）一般治疗

①卧床休息，注意对皮肤、口腔及尿道护理按时翻身，避免出现压疮和尿路感染等。保持呼吸道通畅，对于有意识障碍的患者，应给予气道的支持及辅助通气。尽量增加瘫痪肢体的活动，避免发生深静脉血栓和肺栓塞，对出现此并发症的患者，最主要的治疗方法是抗凝，常用药物包括肝素、低分

子肝素及华法林。

②调控血压：急性期患者会出现不同程度的血压升高，原因较多，如脑卒中后的应激性反应、膀胱充盈、疼痛及机体对脑缺氧和颅内压升高的代偿反应等，且其升高的程度与脑梗死病灶大小、部位及病前是否患有高血压病有关。脑梗死早期的高血压处理取决于血压升高的程度及患者的整体状况。如收缩压小于180mmHg或舒张压小于110mmHg，不需降血压治疗，以免加重脑缺血。如收缩压在185～210mmHg或舒张压在115～120mmHg之间，也不必急于降血压，应严密观察血压变化。如收缩压大于220mmHg，舒张压大于120mmHg以上，则应给予缓慢降血压治疗，并严密观察血压变化，防止血压降得过低。

此外如患者出现梗死后出血、合并高血压脑病、合并夹层动脉瘤、合并肾功能衰竭、合并心脏衰竭时，需考虑降压治疗。在溶栓治疗前后，如果收缩压大于220mmHg或舒张压大于120mmHg，应及时降压治疗，以防止继发性出血。可使用微输液泵静脉注射硝普钠，迅速平稳地降低血压至所需水平，也可运用卡维地洛等。血压过低对脑梗死不利，应适当提高血压。

③控制血糖：脑卒中急性期血糖增高可以是原有的糖尿病的表现或是应激反应。高血糖和低血糖都能加重缺血性脑损伤，导致患者预后不良。当患

者血糖增高超过 11.1mmol/L 时，应立即给予胰岛素治疗，将血糖控制在 8.3mmol/L 以下。刚开始使用胰岛素时应 1~2 小时监测血糖一次。当血糖控制后，通常需要给予 1U/h 胰岛素维持，以后可改为餐前皮下注射。急性卒中患者很少发生低血糖，可用 10%~20% 的葡萄糖口服或注射纠正低血糖。

④吞咽困难的处理：大约 30%~65% 的急性卒中患者会出现吞咽困难，吞咽困难治疗的目的是预防吸入性肺炎，避免因饮食摄入不足导致的液体缺失和营养不良，以及重建吞咽功能。所有卒中患者在给予饮食前均应确定有无吞咽困难或误吸的危险，简单有效的床旁试验为吞咽水试验。疲劳有可能增加误吸的危险，进食前注意休息。水、茶等稀薄液体最易导致误吸。患者进食时应坐起，一般采用软食、糊状或冻状的黏稠食物，将食物做成"中药丸"大小，并将食物置于舌根部以利于吞咽。为预防食管反流。进食后应保持坐立位 0.5~1 小时以上。如果患者存在营养障碍，可较早给予鼻饲，最初每次给予 100~150ml，无不良反应可逐渐增量至每次 300~400ml。总量应达到每日 2500ml，对于频繁呕吐、胃肠道功能减弱或有严重的应激性溃疡者，可给予肠外营养补充葡萄糖、氨基酸及脂肪乳等，如果需要长期采用鼻饲，应考虑采用经皮胃管（胃造瘘术）。

⑤肺炎的处理：约 5.6% 卒中患者合并肺炎，误

吸是卒中合并肺炎的主要原因,肺炎是卒中患者死亡的一个主要原因,急性脑卒中还可并发急性神经源性肺水肿,早期识别并处理吞咽问题和误吸对预防吸入性肺炎作用显著。患者可采用仰卧位,平卧位时头应偏向一侧以防止舌后坠和分泌物阻塞呼吸道,经常变换体位、定时翻身和拍背、加强康复活动是防治肺炎的重要措施。肺炎的治疗主要包括呼吸支持(如氧疗)和抗生素治疗,药敏试验有助于抗生素的选择,如果低氧血症严重或二氧化碳潴留明显,则需要气管插管和辅助通气。

⑥处理上消化道出血:上消化道出血是脑卒中患者急性期临床较常见严重并发症,病死率较高,是由于胃、十二指肠黏膜出血性糜烂和急性溃疡所致。临床表现为呕血和柏油样便,严重时可以出现血压下降等末梢循环衰竭的表现,甚至合并各重要器官功能衰竭。处理包括:a. 胃内灌洗,冰生理盐水 100~200ml,其中 50~100ml 加入去甲肾上腺素 1~2mg 口服,仍不能止血者,将另外的 50~100ml 冰生理盐水加入凝血酶 1000~2000U 口服。对于意识障碍或吞咽困难者,可给予鼻饲导管内注入,也可用立止血、云南白药、止血敏、止血芳酸、生长抑素等。b. 使用制酸止血药物,西咪替丁 200~400mg 静脉滴注,每日 2~3 次,也可选用口服或静脉滴注奥美拉唑。c. 防治休克:如有循环衰竭表现,应补充血容量,可采用输新鲜全血或红细胞成分输

血。上述多种治疗无效情况下仍有顽固性大量出血，可在胃镜下进行高频电凝止血或考虑手术止血。

⑦水电解质紊乱的处理：脑卒中时由于神经内分泌功能的紊乱、意识障碍、进食减少、呕吐、中枢性高热等原因，尤其是在脱水治疗时，常并发水电解质紊乱进一步加重脑组织的损害，严重时可危及生命。水电解质紊乱主要有低钾血症、低钠血症和高钠血症。脑卒中患者应常规进行水电解质检测或监测，对于有意识障碍和脱水治疗的患者，尤其应注意水盐平衡。出现水电解质紊乱应积极纠正。轻至中度的低钾血症（血钾 2.7～3.5mmol/L）一般可采用氯化钾 2～4g，口服，每日 3 次。血钾低于 2.7mmol/L 或血清钾虽未降至 2.7mmol/L 以下，但有严重肌无力症状或出现严重心律失常的患者，应在给予口服补钾的同时，予以静脉补钾。对于低钠血症的患者应根据病因分别治疗，注意补盐速度不宜过快，应限制在 0.7mEq/（L·h），每天不超过 20Eq/（L·h），以免引起脑桥中央髓鞘溶解症。对于高钠血症的患者应限制钠的摄入，严重的可给予 5% 的葡萄糖溶液静脉滴注，纠正高钠血症不宜过快，以免引起脑水肿。

⑧心脏损伤的处理：脑卒中合并的心脏损伤是脑心综合征的表现之一，机制不清楚。主要包括急性心肌缺血、心肌梗死、心律紊乱及心力衰竭等，是急性期脑血管病的主要死亡原因之一。脑卒中早

期应密切观察心脏情况，必要时行动态心电监测及心肌酶谱测查及时发现心脏损伤，进行必要处理，以使患者安全度过急性期。

（2）溶栓治疗：急性脑梗死溶栓治疗的目的是挽救缺血半暗带，通过溶解血栓，使闭塞的脑动脉再通，恢复梗死区的血液供应，防止缺血脑组织发生不可逆性损伤。溶栓是最最重要的恢复血流措施，溶栓治疗的时机是影响疗效的关键，要选择符合适应症的可行溶栓疗法。临床使用的溶栓药物包括：组织型纤溶酶原激活剂（rt-PA）、尿激酶（UK）。

国内最常应用的是 UK，用量为 100 万~150 万 IU，给药方法包括静脉和动脉途径，动脉溶栓时可以减少用药剂量，但需在 DSA 监测下进行。目前对溶栓治疗的适应证尚无一致的意见，以下是临床达成的部分一致的共识：①年龄不超过 75 岁。②发病 6 小时之内。③血压低于 180/110mmHg。④无意识障碍，由于椎基底动脉系统的血栓预后较差，故出现意识障碍时也可考虑。⑤瘫痪肢体的肌力在 3 级以下，持续时间超过 1 小时。⑥头部 CT 排除脑出血，未出现与本次症状相对应的低密度梗死灶。⑦患者或家属同意。溶栓治疗的禁忌证：①有出血倾向或出血素质。②近 3 个月内有脑卒中、脑外伤史和心肌梗死病史，3 周内有胃肠道或泌尿系统出血病史，2 周内有接受较大的外科手术史，1 周内有在无法压迫的部位进行动脉穿刺的病史体检发现有活动出血或者外伤（如骨折）的证据。③血压高于180/110mmHg。④CT有大片低密度病灶（低密度影大于大脑半球的1/3）。⑤体温39℃以上伴有意识障碍的患者。⑥严重的心肝肾功能障碍，此外既往有颅内出血、蛛网膜下腔出血和出血性脑梗死病史的患者不建议进行溶栓治疗。溶栓治疗的并发症主要是脑梗死病灶继发性出血或身体其他部位的出血。

（3）抗凝治疗：主要目的阻止血栓进展，防止脑卒中复发，并预防脑梗死患者发生深静脉血栓形成和肺栓塞。目前抗凝疗法的有效性、安全性仍存在争议。常用药物有肝素、低分子肝素、华法林，有出血倾向、溃疡病、严重高血压及肝肾疾病的患者禁忌抗凝。可用肝素100mg加入5%葡萄糖溶液或0.85%生理盐水500ml中，每分钟10～20滴静脉滴注，监测部分凝血活酶时间（APTT），控制在正常范围内的1.5倍之内。也可选用低分子肝素4000～5000IU，腹壁皮下注射，每日2次，连用7～10天，低分子肝素使用较安全。华法林6～12mg，每日1次口服，3～5天后改为2～6mg维持，监测凝血酶原时间（PT）为正常值的1.5倍或国际标准化比值（INR）2.0～3.0。抗凝治疗对大血管动脉粥样硬化引起的卒中和有频繁栓子脱落引起的卒中可能有效，对于中度到重度卒中患者不推荐使用抗凝治疗，并发症主要为出血倾向及血小板减少。

（4）降纤治疗：降解血中的纤维蛋白原，增加纤溶系统的活性，抑制血栓形成。常用的药物有巴曲酶、降纤酶及安克洛酶。巴曲酶用法，首次剂量为 10Bu，之后隔日 5Bu，静脉注射，共用 3 次。每次用药之前需进行纤维蛋白原的检测。

（5）抗血小板聚集治疗：发病早期给予抗血小板聚集药物阿司匹林，可降低卒中的复发率，改善患者的预后。可选用阿司匹林肠溶片（拜阿司匹林）50～150mg，每日 1 次。阿司匹林通过抑制环氧化酶而抑制血小板聚集，长期服用对消化道有刺激性，严重时可致消化道出血。也可用噻氯匹定 125～250mg，每日 1～2 次。噻氯匹定抑制 ADP（二磷酸腺苷）诱导的血小板聚集，疗效优于阿司匹林，副作用主要为粒细胞减少。氯吡格雷75mg，每日 1 次。氯吡格雷结构上与噻氯匹定相似，同属 ADP（二磷酸腺苷）诱导血小板聚集的抑制剂，疗效优于阿司匹林，且上消化道出血的发生率显著减少。双嘧达莫联合应用阿司匹林 25mg/d 效果优于单用阿司匹林，且不良反应减少。

（6）脑保护治疗：①神经保护剂：已进行了许多试验和临床研究，探讨了各种神经保护剂的效果，不少神经保护剂在动物实验时有效，但缺乏有说服力的大样本临床观察资料。目前常用的有胞二磷胆碱。②亚低温治疗：亚低温（32～34℃）可以降低脑氧代谢率，抑制兴奋性氨基酸释放和细胞内钙超载，减少自由基生成，局部亚低温可能是有前途的治疗方法，全身亚低温因副作用较多，现在很少应用。

（7）降颅压治疗：脑水肿发生在缺血性脑梗死最初的 24～48 小时内，水肿的高峰期为发病后的 3～5 天，大面积脑梗死时有明显颅内压升高，应进行脱水降颅压治疗。常用降颅压药物为甘露醇、速尿、甘油果糖。甘露醇的常用剂量为 0.25～0.50 g/kg（1g 甘露醇相当于 20% 的甘露醇 5ml），每 4～6 小时使用一次，通常每日的最大用量为 2g/kg；速尿（10mg，每 2～8 小时一次）有助于维持渗透压梯度，其他可用白蛋白佐治，但价格昂贵。甘油果糖也是一种高渗溶液，常用 250～500ml 静脉滴注，每日 1～2 次。对于大脑半球的大面积脑梗死，可施行开颅减压术和（或）部分脑组织切除术。较大的小脑梗死，尤其是影响到脑干功能或引起脑脊液循环阻塞的，可行后颅窝开颅减压或/和直接切除部分梗死的小脑，以解除脑干压迫，伴有脑积水或具有脑积水危险的患者应进行脑室引流。

（8）其他：扩容或血液稀释疗法治疗急性缺血性脑卒中还存在争议，使用这一类治疗时要注意避免神经系统和心血管系统的并发症，如加重脑水肿、引起心力衰竭等。一些使用钙通道阻滞剂进行扩血管治疗的研究，均无显著疗效。

（9）中医中药治疗：传统中医治疗脑血管病已经积累了丰富的经验，治疗原则主要是活血化瘀、通经活络，动物实验显示一些中药单成分或者多种药物组合可以降低血小板聚集、抗凝、改善脑血流、降低血黏滞度，以及具有神经保护作用。药物有三七、丹参、川芎、葛根素、水蛭及银杏叶制剂，还可用针灸治疗。

（10）介入治疗：颈动脉内膜切除术对颈动脉狭窄超过70%的患者治疗有效，介入性治疗包括颅内外血管经皮腔内血管成形术及血管内支架置入等，其与溶栓治疗的结合已日趋受重视。

（11）设立脑卒中绿色通道和卒中单元：脑卒中的绿色通道包括医院24小时内均能进行头部CT、MRI检查，与凝血化验有关的检查可在30分钟内完成并回报结果及诊疗费用的保证等，尽量为急性期的溶栓治疗及神经保护治疗赢得时间。卒中单元是脑血管病管理模式，指在卒中病房内，由神经专科医师、物理治疗师、语言康复师、心理治疗师及专业护理人员组成，对患者进行药物治疗、肢体康复、语言训练、心理康复和健康教育等全面治疗。

2. 恢复期治疗

（1）康复治疗：应尽早进行，只要患者意识清楚、生命体征平稳、病情不再进展，48小时后即可进行，康复应与治疗并进。康复的目标是减轻脑卒中引起的功能缺损，提高患者的生活质量。康复的实质是"学习、锻炼、再锻炼、再学习"，要求患者理解并积极投入。在急性期，康复运动主要是抑制异常的原始反射活动，重建正常运动模式，其次才是加强肌肉力量的训练。除运动康复治疗外，还应注意语言、认知、心理、职业与社会康复等。应进行广泛的宣传教育，强调康复是一个持续的过程，提高社会和家庭对康复重要性的认识。

（2）脑血管病的二级预防：积极处理各项可进行干预的脑卒中危险因素，应用抗血小板聚集药物，降低脑卒中复发的危险性。

（3）本病急性期的病死率为5%～15%，存活的患者中，致残率约为50%。影响预后的因素较多，最重要的是神经功能缺损的严重程度，其他还包括患者的年龄及卒中的病因。

（二）中医诊治

【辨证施治】

1. 痰蒙神窍

［临床表现］口舌喎斜，语言謇涩，或见偏身麻木，神情痴呆、抑郁，朦胧昏昧，苔腻脉滑。

［治则］化痰开窍。

［方药］礞石滚痰丸加减。

［常用中成药］礞石滚痰丸。

2. 脑瘀阻滞

［临床表现］口舌喎斜，语言謇涩，或见偏身麻木，舌质暗脉涩。

［治则］化瘀通脑，活络行滞。

［方药］通脑活络汤加减。

［常用中成药］血府逐瘀胶囊。

3. 肾阴虚

［临床表现］口舌㖞斜，语言謇涩，或见偏身麻木，五心烦热，足跟痛，腰膝酸软，时有失眠盗汗，舌红少津，脉细数。

［治则］滋补肾阴。

［方药］左归丸加减。

［常用中成药］左归丸、六味地黄丸。

4. 气血两虚

［临床表现］口舌㖞斜，语言謇涩，或见偏身麻木，神疲乏力，面色苍白无华，手足麻木，时有心悸失眠，舌淡而嫩，脉细数无力。

［治则］调理脾胃，气血双补。

［方药］八珍汤加减。

［常用中成药］归脾丸。

三、脑栓塞

（一）西医诊治

【临床表现】

任何年龄均可发病，多有风湿性心脏病、心房颤动及大动脉粥样硬化等病史。一般发病无明显诱因，也很少有前驱症状。脑栓塞是起病速度最快的一类脑卒中，症状常在数秒或数分钟之内达到高峰，多为完全性卒中。偶尔病情在数小时内逐渐进展，症状加重，可能是脑栓塞后有逆行性的血栓形成。

起病后多数患者有意识障碍，但持续时间常较短，当颅内大动脉或椎－基底动脉栓塞时，脑水肿导致颅内压增高，短时间内患者出现昏迷。脑栓塞造成急性脑血液循环障碍，引起癫痫发作，其发生率高于脑血栓形成。发生于颈内动脉系统的脑栓塞约占80%，而发生于椎－基底动脉系统的约占20%。临床症状取决于栓塞的血管及阻塞的位置，表现为局灶性神经功能缺损（详见动脉粥样硬化性血栓性脑梗死）。约30%的脑栓塞为出血性梗死，可出现意识障碍突然加重或肢体瘫痪加重，注意识别。

由于导致脑栓塞的病因不同，除上述脑部症状外，常伴有原发病的症状。患者可有心房颤动、风湿性心内膜炎、心肌梗死等疾病的表现，或有心脏手术、介入性治疗及长骨骨折等病史。部分患者有皮肤、黏膜栓塞或其他器官栓塞的表现。

【西医诊断要点】

（1）任何年龄均可发病，青壮年较多见，起病急骤，症状常在数秒或数十秒达到高峰。病前有风湿性心脏病、房颤、大动脉粥样硬化。一般无意识障碍或有短暂性意识障碍，见偏瘫失语等局灶性神经功能受损。有颈内动脉和椎－基底动脉系统的症状体征。

（2）辅助检查：①头部CT、MRI检查可显示脑栓塞的部位和范围。CT检查在发病后的24～48小时内病变部位出现低密度的改变，发生出血性梗死时可见在低密度区的梗死区出现 1 个或多个高密度影。②脑脊液检查：压力正常或升高，在出血性梗死时红细胞增多，亚急性细菌性心内膜炎产生含细菌的栓子，故脑脊液中白细胞增加，蛋白常升高，糖含量正常。③应常规进行心电图、胸部 X 线片和超声心动图检查。怀疑亚急性感染性心内膜炎时，应进行血常规、血沉及做血细菌培养。特殊检查还包括动态心电图监护系统（Holter）、经食管超声心动图等。颈动脉超声、颈部血管 MRA 和 DSA 检查对评价颅内外动脉的狭窄程度和动脉斑块有意义。

【西医治疗】

脑栓塞治疗与动脉粥样硬化性血栓性脑梗死的治疗相同，急性期综合治疗尽快恢复脑部血液循环，进行物理、康复治疗。因心源性脑栓塞易复发，急性期应卧床休息数周，避免活动，减少再发的风险。

出血性脑梗死时，立即停溶栓药、抗凝药、抗血小板聚集药，防止出血加重和血肿扩大；适当应用止血药物，治疗脑水肿调节血压；血肿量较大时内科保守治疗无效时，考虑手术治疗。对感染性栓塞使用抗生素，禁用溶栓抗凝治疗，防止感染扩散；脂肪栓塞时，可采用肝素、右旋糖酐、5% 碳酸氢钠及脂溶剂，有助于脂肪颗粒溶解。

脑栓塞预防非常重要，主要进行抗凝、抗血小板聚集治疗，能防止被栓塞的血管发生逆行性血栓形成和预防复发，有出血倾向、溃疡病、严重高血压及肝肾疾病的患者禁忌抗凝。①抗凝治疗：可用肝素100mg加入5%葡萄糖溶液或0.85%生理盐水500ml中，每分钟10~20滴静脉滴注，监测部分凝血活酶时间（APTT），控制在正常范围内的1.5倍之内。也可选用低分子肝素4000~5000IU，腹壁皮下注射，每日2次，连用7~10天，低分子肝素使用较安全。华法林6~12mg，每日1次口服，3~5天后改为2~6mg维持，监测凝血酶原时间（PT）为正常值的1.5倍或国际标准化比值（INR）2.0~3.0。抗凝治疗对大血管动脉粥样硬化引起的卒中和有频繁栓子脱落引起的卒中可能有效，对于中度到重度卒中患者不推荐使用抗凝治疗，并发症主要为出血倾向及血小板减少。②抗血小板治疗：可选用阿司匹林肠溶片（拜阿司匹林）50~150mg，每日1次。阿司匹林通过抑制环氧化酶而抑制血小板聚集，长期服用对消化道有刺激性，严重时可致消化道出血。也可用噻氯匹定125~250mg，每日1~2次。噻氯匹定抑制ADP（二磷酸腺苷）诱导的血小板聚集，疗效优于阿司匹林，不良反应主要为粒细胞减少。氯吡格雷75mg，每日1次。氯吡格雷结构上与噻氯匹定相似，同属ADP（二磷酸腺苷）诱导血小板聚集的抑制剂，疗效优于阿司匹林，且上消化道出血的发生率显著减少。双嘧达莫联合应用阿司匹林25mg/d效果优于单用阿司匹林。

同时要治疗原发病，预防纠正心律失常，针对心脏瓣膜病和引起心内膜病变的相关疾病，根除栓子来源，防止复发。

急性期病死率为 5%～15%，多死于严重脑水肿引起的脑疝、肺炎和心力衰竭等。肺栓塞容易复发，约 10%～20% 在 10 天内发生第二次栓塞，复发者病死率更高。

（二）中医诊治

【辨证施治】

1. 风痰阻络

［临床表现］头晕目眩，肢体麻木，舌强不语，或见恶心呕吐，胸胁满闷，舌苔厚腻，脉弦滑。

［治则］祛风化痰，疏经通络。

［方药］牵正散或续命汤加减。

2. 痰火扰神

［临床表现］烦躁不寐，甚则狂躁妄动，心悸易惊，便秘尿黄，舌红苔黄腻，脉滑数。

［治则］涤痰清火，潜镇安神。

［方药］当归龙荟丸合生铁落饮加减。

［常用中成药］当归龙荟丸。

3. 脑瘀阻滞

［临床表现］口舌㖞斜，语言謇涩，或见偏身麻木，舌质暗，脉涩。

［治则］化瘀通脑，活络行滞。

［方药］通脑活络汤加减。

［常用中成药］血府逐瘀胶囊。

4. 心脾气虚

［临床表现］气短神怯，心悸健忘，少寐多梦，舌淡嫩苔白，脉细弱。

［治则］补益心脾。

［方药］归脾汤加减。

［常用中成药］归脾丸。

第二节　出血性脑血管病

一、脑出血

（一）西医诊治

【临床表现】

脑出血常发生于 50 岁以上患者，多发生在没有系统治疗或血压控制不好的高血压患者，常在体力活动或情绪激动时发病，少数在安静状态下发病。患者一般无前驱症状，少数可有头晕、头痛及肢体无力等。发病后症状在数分钟至数小时内达到高峰。血压常明显升高，并出现头痛、呕吐、肢体瘫痪、意识障碍、脑膜刺激征和痫性发作等，临床表现的轻重主要取决于出血量和出血部位。

1. 基底节区出血　其中壳核是高血压脑出血最常见的出血部位，约占 50% ~ 60%，丘脑出血约占 24%，尾状核出血少见。

（1）壳核出血：主要是豆纹动脉尤其是外侧支破裂引起，血肿常向内扩展波及内囊，外侧型出血为高血压性脑出血最常见类型。临床表现与血肿的部位和血肿量有关，但是损伤内囊引起的对侧偏瘫是中等和大量出血较常见的症状，还可表现有双眼向病灶侧凝视，病灶对侧偏身感觉障碍，同向性偏盲，优势半球受累可有失语。出血量大时患者很快出现昏迷，如扩展至额颞叶或侧脑室可致颅内高压、昏迷，病情在数小时内迅速恶化。出血量较少则可表现为纯运动或纯感觉障碍，仅凭临床表现无法与脑梗死区分。

（2）丘脑出血：主要是丘脑穿通动脉或丘脑膝状体动脉破裂引起，中等量或大量的丘脑出血，常因压迫或损伤内囊而引起病灶对侧偏瘫或偏身感觉障碍。感觉障碍较重，深浅感觉同时受累，但深感觉障碍明显，可伴有偏身自发性疼痛和感觉过度。优势半球出血的患者，可出现失语，非优势半球受累，可有体像障碍及偏侧忽视等。丘脑出血可出现精神障碍，表现为情感淡漠、视幻觉及情绪低落，还可出现丘脑语言（言语缓慢不清、重复言语、发音困难、复述差，朗读正常）和丘脑痴呆（记忆力减退、计算力下降、情感障碍、人格改变）。丘脑出血向下扩展到下丘脑或中脑上部时，可引起一系列眼位异常如垂直凝视或侧视麻痹、双眼分离性斜视、凝视鼻尖、瞳孔对光反射迟钝、假性外展神经麻痹及会聚障碍等。血肿波及丘脑下部或破入第三脑室，表现为意识障碍加深、瞳孔缩小、中枢性高热及去皮层强直等症状。

（3）尾状核头出血：较少见，一般出血量不大，多经侧脑室前角破入脑室。临床表现为头痛、呕吐、对侧中枢性面舌瘫，轻度颈强，也可无明显的肢体瘫痪，仅有脑膜刺激征与蛛网膜下腔出血的表现相似、

2. 脑叶出血 脑叶出血约占脑出血的 5% ～ 10%。常见原因有脑动静脉畸形、CAA（脑淀粉养血管病）、血液病、高血压、moyamoya 病等。血肿常局限于一个脑叶内，也可同时累及相邻的两个脑叶，一般以顶叶最多见、其次为颞叶、枕叶及额叶。皮层下白质出血，老年人多为高血压动脉硬化或淀粉样变血管病引起，青壮年多由先天性脑血管畸形所致。与脑深部出血相比，一般血肿体积较大，临床可表现为头痛、呕吐等，癫痫发作比其他部位出血常见，而昏迷较少见。根据累及脑叶的不同，出现局灶性定位症状。小量出血症状轻，酷似腔隙性脑梗死；出血破入蛛网膜下腔脑膜刺激征明显，易误诊为原发性蛛网膜下腔出血。额叶出血可有偏瘫、Broca 失语、尿便障碍并出现摸索和强握反射等。顶叶出血可有偏身感觉障碍，非优势侧受累有体像障碍。颞叶出血表现为 Wernicke 失语，精神症状等。枕叶出血表现为视野缺损。

3. 脑桥出血 脑桥出血约占脑出血的10%，多由基底动脉的脑桥支破裂导致，临床表现为突然头痛、呕吐、眩晕、复视、眼球不同轴、侧视麻痹、交性瘫痪或偏瘫、四肢瘫等。出血量少时，患者意识清楚，可表现为一些典型的综合征，如 Foville 综合征、Millard – Gubler 综合征、闭锁综合征等，可以伴有高热大汗、应激性溃疡、急性肺水肿、急性心肌缺血甚至心肌梗死。大量出血（ >5ml 时），血肿波及脑桥双侧基底和被盖部，患者很快进入昏迷，双侧瞳孔呈针尖样、侧视麻痹、四肢瘫痪、呼吸困难、有去大脑强直发作，还可呕吐咖啡色胃内容物、出现中枢性高热等中线症状，常在48小时内死亡。

中脑出血少见，轻症患者表现为突然出现复视、眼睑下垂、一侧或两侧瞳孔扩大、眼球不同轴、水平或垂直眼震、同侧肢体共济失调，也可表现为 Weber、Benedikt 综合征。重者出现昏迷、四肢迟缓性瘫痪、去大脑强直、常迅速死亡。

延髓出血更为少见，临床表现突然猝倒、意识障碍、血压下降，呼吸节律不规则，心律紊乱，继而死亡。轻症患者可表现为不典型的 Wallenberg 综合征。

4. 小脑出血 小脑出血约占脑出血的10%，最常见的出血动脉为小脑上动脉的分支，病变多累及小脑齿状核。发病突然，眩晕和共济失调明显，可伴有频繁呕吐及枕部疼痛等。出血量不大时，主要表现为小脑症状，如病变侧共济失调，眼球震颤，构音障碍和吟诗样语言，无偏瘫。出血量增加时，还可表现有脑桥受压体征，如外展神经麻痹、侧视麻痹、周围性面瘫、吞咽困难及出现肢体瘫痪和（或）锥体束征等。大量小脑出血，尤其是蚓部出血时患者很快进入昏迷，双侧瞳孔缩小呈针尖样，呼吸节律不规则，有去脑强直发作，最后致枕骨大孔疝而死亡。

5. 脑室出血 脑室出血约占脑出血的3% ~ 5%，分为原发性和继发性脑室出血。原发性是指脉络丛血管出血或室管膜下1.5cm内出血破入脑室，继发性是指脑实质出血破入脑室者。原发性脑室出血出血量较少时，表现为突然头痛、呕吐、颈强、凯尔尼格征阳性，一般意识清楚。有血性脑脊液应与蛛网膜下腔出血鉴别，预后良好。出血量大时，患者很快进入昏迷或昏迷逐渐加深，双侧瞳孔缩小呈针尖样，病理反射阳性，早期出现去脑强直发作，常出现丘脑下部受损的症状及体征，如上消化道出血、中枢性高热、大汗、血糖增高、尿崩症，预后差，多迅速死亡。

【西医诊断要点】

（1）50岁以上中老年患者，多有长期高血压病史，常于体力活动或情绪激动时起病，发病突然，伴有反复头痛、恶心呕吐等颅内压增高表现，血压常明显升高。病情进展迅速，常有偏瘫失语等局灶神经系统功能缺损症状和脑膜刺激征，可伴有意识障碍，此时应高度怀疑脑出血。

（2）辅助检查：①头部 CT 是确诊脑出血的首选检查，早期血肿在 CT 上表现为圆形或椭圆形的高密度影、边界清楚。CT 可准确显示出血的部位、大小、脑水肿情况及是否破入脑室等，有助于指导治疗和判定预后。②头颅 MRI 对幕上出血的诊断价值不如 CT，对幕下出血的检出率优于 CT。MRI 的表现主要取决于血肿所含血红蛋白量的变化。发病 1 天内，血肿呈 T_1 等或低信号，T_2 呈高或混合信号；第 2 天至 1 周内，T_1 为等或稍低信号，T_2 为低信号；第 2~4 周，T_1、T_2 均为高信号；4 周后，T_1 呈低信号、T_2 为高信号。此外，MRI 比 CT 更易发现脑血管畸形、肿瘤、及血管瘤等病变。③脑血管造影 MRA、CTA、DSA 等可显示脑血管的位置、形态及分布等，并易于发现脑动脉瘤、脑血管畸形及 moyamoya 病等脑出血病因。④脑脊液检查：如果当地医院没有相关条件进行 CT 检查，若病情不十分严重，无明显颅内压增高的患者可进行腰穿。脑出血时脑脊液压力常升高，呈均匀血性。当病情危重，有脑疝形成或小脑出血时，禁忌腰穿检查。⑤同时要进行血、尿常规，血糖，肝肾功能，凝血功能，血清电解质及心电图检查，有助于了解患者的全身状态。

【西医鉴别诊断】

（1）与脑梗死、脑栓塞、和蛛网膜下腔出血鉴别，见表3-1。

（2）与外伤性颅内血肿，特别是硬膜下血肿鉴别。这类出血以颅内压增高的症状为主，但多有头部外伤史，头颅CT检查有助于确诊。

（3）对发病突然、迅速昏迷、局灶体征不明显的患者，应与引起昏迷的全身性疾病鉴别。如中毒（一氧化碳中毒、酒精中毒、镇静催眠药中毒）和某些系统性疾病（低血糖、肝性脑病、肺性脑病、尿毒症），详询病史、进行实验室检查，头颅CT可除外脑出血。

【西医治疗】

基本治疗原则：脱水降颅压，减轻脑水肿，调整血压，防止继续出血，减轻血肿造成的继发性损害，促进神经功能恢复，防治并发症。

1. 一般治疗 使患者安静休息，就地诊治，避免长途搬动，应卧床2~4周，保持呼吸道通畅，昏迷患者头部应歪向一侧，以利于口腔气道分泌物及呕吐物流出，并可防治舌根后坠阻塞呼吸道；随时吸出口腔内的分泌物和呕吐物，必要时行气管切开。有意识障碍、血氧饱和度下降或有缺氧现象患者应给予吸氧；昏迷或吞咽困难患者应在发病第2~3天鼻饲；过度烦躁不安患者可与适当镇静治疗，便秘患者可用缓泻剂，留置导尿时应做膀胱冲洗，昏迷患者可用抗生素预防控制感染；病情危重时应进行体温、血压、呼吸和心电监测，加强护理定期翻身、防止压疮，维持水电解质平衡，加强营养。

2. 脱水降低颅内压，减轻脑水肿　颅内压升高的主要原因为早期血肿的占位效应和血肿周围脑组织的水肿。脑出血后 3 ~ 5 天，脑水肿达到高峰。药物治疗的目的是减轻脑水肿，降低颅内压，防止脑疝形成。降颅压的目标是使颅内压控制在 1.961kPa（200mm H_2O）以下，并使脑灌注压不低于 0.686 kPa（70mm H_2O）。

渗透性脱水剂甘露醇是最重要的降颅压药物，常使用 20% 的甘露醇 125 ~ 250ml，快速静脉滴注，每 6 ~ 8 小时 1 次，可使用 5 ~ 7 天，使血浆渗透压维持在 310 ~ 320mOsm/kg。可同时应用速尿 20 ~ 40mg 静脉注射，与甘露醇交替使用，维持渗透梯度。用药过程中监测肾功、水电解质平衡。20% 人血清白蛋白 50 ~ 100ml 静脉滴注，每日一次，能提高血浆胶体渗透压，减轻脑水肿，但价格昂贵，应用受限。对于脑水肿不严重的可使用甘油果糖 500ml 静脉滴注，3 ~ 4 小时滴完，每日 1 ~ 2 次，脱水作用温和，没有反跳现象，适用于肾功能不全患者。激素不建议使用。

3. 控制高血压　脑出血时血压升高，是在颅内压增高情况下，为了保证脑组织供血出现的脑血管自动调节反应，当颅内压（ICP）下降时血压也随着下降，所以首先应进行脱水、降颅压治疗，暂不用降压药，但血压过高有再出血危险性，此时应及时控制血压。目前理想的血压控制水平还未确定，主张采取个体化原则，根据患者年龄、高血压病史的长短、脑出血病因、发病后的血压情况、颅内压水平及距离发病的时间间隔等，进行血压调控。可遵循以下原则。

降低颅内压治疗后，收缩压≥200mmHg、舒张压≥110mmHg时，应降压，使血压维持在略高于发病前水平。收缩压 < 180mmHg 时或舒张压 < 105mmHg 时，不必降压。避免使用利舍平等强降压药物，降压幅度不宜过大，防止因血压下降过快而造成脑的低灌注加重脑损害。血压过低应升压治疗，保持脑灌注压。

4. 对症支持治疗　防治感染，畅通呼吸道，保持水电平衡和酸碱平衡。

5. 辅助亚低温治疗　能减轻脑水肿、减少自由基产生，可促进神经功能缺损恢复，改善患者预后，且无不良反应，安全有效。局部亚低温治疗实施越早越好，建议在脑出血发病 6 小时内给予低温治疗，治疗时间应至少持续48～72小时；病情稳定后，可使用神经营养剂。

6. 并发症治疗　中枢性高热主要由于丘脑下部散热中枢受损，表现为体温迅速上升，体温可达39℃～40℃，躯干温度高而肢体温度次之，物理降温有效，解热镇痛药无效；注意肺部感染、上消化道出血、吞咽困难、水电解质紊乱的综合治疗。其他常见并发症包括下肢深静脉血栓形成、肺栓塞、肺水肿、冠状动脉疾病和心肌梗死、心脏损害、痫性发作等，注意识别并给予相应治疗。

7. 康复治疗 只要患者生命体征平稳，病情不再进展，康复治疗应尽早进行。早期康复治疗，最初 3 个月内神经功能恢复最快，是治疗最佳时机。患者处于昏迷状态时，被动活动可防止关节挛缩、疼痛，降低压疮、肺炎的发生率。同时可针灸治疗。

（二）中医诊治

【辨证施治】

1. 风痰阻络

［临床表现］头晕目眩，肢体麻木，舌强不语，或见恶心呕吐，胸胁满闷，舌苔厚腻，脉弦滑。

［治则］祛风化痰，疏经通络。

［方药］牵正散或续命汤加减。

2. 痰火扰神

［临床表现］头痛，半身不遂，烦躁不寐，便秘尿黄，舌红苔黄腻，脉滑数。

［治则］涤痰清火，潜镇安神。

［方药］当归龙荟丸合生铁落饮加减。

［常用中成药］当归龙荟丸。

3. 脑瘀阻滞

［临床表现］口舌㖞斜，语言謇涩，或见偏身麻木，舌质暗，脉涩。

［治则］化瘀通脑，活络行滞。

［方药］通脑活络汤加减。

［常用中成药］血府逐瘀胶囊。

4. 心脾气虚

［临床表现］半身不遂，气短神怯，心悸健忘，少寐多梦，舌淡嫩苔白，脉细弱。

［治则］补益心脾。

［方药］归脾汤加减。

［常用中成药］归脾丸。

二、蛛网膜下腔出血（SAH）

指脑底部或脑表面血管破裂后，血液流入蛛网膜下腔引起相应临床症状的一种脑卒中，又称为原发性蛛网膜下腔出血。

（一）西医诊治

【临床表现】

（1）各年龄段及男女两性均可发病，青壮年更常见女性多于男性。

（2）起病情况：突然起病，以数秒或数分钟速度发生的头痛是常见的起病方式，患者常能清楚地描述发病时间和情景。情绪激动、剧烈运动如用力咳嗽、排便、性生活等是常见的发病诱因。

（3）突然发生剧烈头痛，呈胀痛或爆裂样疼痛，难以忍受。可为局限性或全头痛，有时上颈段也可出现疼痛。持续不能缓解或进行性加重，多伴有恶心、呕吐；可有意识障碍或烦躁、谵妄、幻觉等精神症状，少数出现部分性或全面性癫痫发作，也可以头晕、眩晕等症状起病。

发病数小时后可见脑膜刺激征（颈强直、凯尔尼格征、布鲁津斯基征）阳性，眼底检查可见玻璃体膜下出血，视乳头水肿或视网膜出血，可出现局灶性神经功能缺损体征如动眼神经麻痹、轻偏瘫、失语或感觉障碍。

（4）一些患者，特别是老年患者头痛、脑膜刺激征等临床表现常不典型，精神症状可较明显，原发性中脑周围出血患者症状较轻，CT 表现为中脑或脑桥周围脑池积血，血管造影未发现动脉瘤或其他异常，一般不发生再出血或迟发性血管痉挛等情况，临床预后良好。

（5）主要并发症：本病常见的并发症为再出血、脑血管痉挛、脑积水等。

①再出血：严重并发症，再出血的病死率约为 50%，发病后 24 小时内再出血的风险最大，以后 4 周内再出血的风险均较高，累计再出血率于病后 14 天为 20% ~ 25%，1 个月时为 30%，6 个月时为 40%，以后每年为 2% ~ 4%。临床表现为：在病情稳定或好转的情况下，突然发生剧烈头痛、恶心呕吐、意识障碍加深、抽搐、原有症状和体征加重或重新出现。确诊主要根据临床表现、CT 显示原有出血的增加或腰穿脑脊液含血量增多等。入院时昏迷、高龄、女性及收缩压超过 170mmHg 的患者再出血的

风险较大。

②脑血管痉挛：大约20%～30%的SAH患者出现脑血管痉挛，引起迟发性缺血性损伤，可继发脑梗死。血管痉挛一般于蛛网膜下腔出血后3～5天开始，5～14天为高峰期，2～4周后逐渐减少。缺血症状的发生与初期CT显示脑池积血的量有关。临床表现为意识改变、局灶性神经功能损害体征（如偏瘫）或二者均有。动脉瘤附近脑组织损害的症状通常最严重。

③脑积水：约15%～20%的患者可出现急性梗阻性脑积水，多发生于出血后1周内，因蛛网膜下腔和脑室内血凝块堵塞脑脊液循环通路所致。轻者表现为嗜睡、精神运动迟缓和近记忆损害。重者出现头痛、呕吐、意识障碍等。急性梗阻性脑积水，大部分可因出血被吸收而好转，仅约3%～5%的患者在SAH后遗留交通性脑积水，表现为精神障碍或痴呆、步态异常和尿失禁，脑脊液压力正常，故也称为正常颅压脑积水。头颅CT、MRI显示脑室扩大。

④其他：SAH后，约5%～10%的患者出现癫痫发作，其中2/3发生于1个月内，其余发生于1年内。约5%～30%的患者出现低钠血症，主要由抗利尿激素分泌不当和游离水潴留引起。少数严重患者因丘脑下部损伤可出现神经源性心功能障碍和肺水肿，与儿茶酚胺水平波动和交感神经功能紊乱

有关。

【西医诊断要点】

1. 症状体征 发病急骤，常伴剧烈头痛、呕吐。一般意识清楚或有意识障碍，可伴精神症状。多有脑膜刺激征，少数伴脑神经及轻偏瘫等局灶症状体征。根据头颅 CT 相应改变可诊断，如果 CT 未发现异常或没有条件进行 CT 检查时。可根据临床表现结合腰穿 CSF 呈均匀一致血性、压力增高等特点考虑蛛网膜下腔出血的诊断。

确定蛛网膜下腔出血的诊断后，应进一步进行病因诊断，如安排脑血管造影、MRI、MRA 及血液等检查，以便进行病因治疗。

2. 辅助检查

（1）头颅 CT：诊断 SAH 的首选方法，CT 平扫最常表现为基底池弥散性高密度影像，严重时血液可延伸到外侧裂，前、后纵纵裂池、脑室系统或大脑凸面。血液的分布情况可提示破裂动脉瘤的位置：如动脉瘤位于颈内动脉常表现为鞍上池不对称积血；位于大脑中动脉段多见外侧裂积血；位于前交通动脉段则是前纵裂基底部积血；而脚间池和环池的积血，一般无动脉瘤，可考虑为原发性中脑周围出血。CT 还可显示局部脑实质出血或硬膜下出血、脑室扩大、较大而有血栓形成的动脉瘤和血管痉挛引起的脑梗死。动态 CT 检查还有助于了解出血的吸收情况，有无再出血等，CT 对蛛网膜下腔出血诊断的敏感性在 24 小时内为 90% ~95% ，3 天为 80% ，1 周为 50% 。

（2）头颅 MRI：当病后数天 CT 的敏感性降低时，MRI 可发挥较大作用，4 天后，T_1 相能清楚的显示外渗的血液。T_1 相血液的高信号表现可持续至少 2 周，在 FLAIR 相则持续更长时间，因此，当病后 1 ~2 周，CT 不能提供蛛网膜下腔出血的证据时，MRI 可作为诊断蛛网膜下腔出血和了解破裂动脉瘤部位的重要方法。

（3）脑脊液检查（CSF）：CT 检查已确诊者，腰穿不作为常规检查，但如果出血量少或距起病时间较长，CT 检查无阳性发现时，如果临床怀疑为蛛网膜下腔出血而且病情允许时，则需行腰穿检查 CSF，最好于发病 12 小时后进行腰穿，以便与穿刺误伤鉴别。脑脊液呈均匀一致的血性，压力增高；初期红白细胞比例为 700:1，与外周血相似，数天后白细胞数可增加；蛋白含量可增高，糖和氯化物无明显变化。出血 12 小时后 CSF 出现黄变，送检的脑脊液离心后上清液呈黄色，可与穿刺伤鉴别。穿刺伤常表现为不均匀的血性脑脊液或发病 12 小时后的脑脊液没有黄变现象。发现吞噬了红细胞、含铁血黄素或胆红素结晶的吞噬细胞时也提示 SAH。如果没有再出血，脑脊液的红细胞和黄变现象多于出血后 2 ~3 周消失。

（4）脑血管影像学检查有助于发现颅内动脉瘤

和发育异常的血管。

①脑血管造影：是确诊 SAH 病因特别是颅内动脉瘤最有价值的方法，数字减影血管造影（DSA）效果最好，可清楚显示动脉瘤的位置、大小、与载瘤动脉的关系、有无血管痉挛等。血管畸形和烟雾病也能清楚显示。尽管造影的最佳时机尚存争议但多数认为在条件具备、病情容许时应争取尽早行全脑血管造影，以确定出血原因、决定好治疗方法、预后。造影时机一般在出血 3 天内或 3-4 周后，以避开脑血管痉挛和再出血的高峰期。

② CT 血管成像（CTA）和 MR 血管成像（MRA）为无创性的脑血管显影方法，但敏感性和准确性不如 DSA。主要用于有动脉瘤家族史或有动脉瘤破裂先兆者的筛查、动脉瘤患者的随访以及急性期不能耐受 DSA 检查的患者。

（5）经颅多普勒（TCD）可动态检测颅内主要动脉流速，发现脑血管痉挛倾向和痉挛程度。但因 10% 的患者没有合适的骨窗且其准确性极大依赖于操作者的技术水平，结果可靠性有限。

3. 临床分级

（1）临床常用 Hunt 和 Hess 分级，对动脉瘤性蛛网膜下腔出血的临床状态进行分级以选择手术时机和判断预后。

0 级　未破裂动脉瘤

Ⅰ级　无症状或轻微头痛

Ⅱ级　中至重度头痛、脑膜刺激征、脑神经麻痹

Ⅲ级　嗜睡、意识浑浊、轻度局灶神经体征

Ⅳ级　昏迷、中或重度偏瘫、有早期去脑强直或自主神经功能紊乱

Ⅴ级　深昏迷、去大脑强直、濒死状态

（2）根据格拉斯哥评分和有无运动障碍制定的世界神经外科联盟分级法（WFNS分级），目前也广泛用于临床。

分级	格拉斯哥评分	运动障碍
Ⅰ级	15	无
Ⅱ级	14～13	无
Ⅲ级	14～13	有局灶症状
Ⅳ级	12～7	有或无
Ⅴ级	6～3	有或无

【西医鉴别诊断】

（1）蛛网膜下腔出血与其他脑卒中的鉴别，见表表3-1。

（2）与脑膜炎鉴别：结核性、真菌性、细菌性或病毒性脑膜炎均可出现头痛、呕吐和脑膜刺激征。尤其是SAH发病后1～2周，脑脊液黄变，白细胞增多，因吸收热体温可达37～38℃，更应与脑膜炎尤其是结核性脑膜炎鉴别，发病不如蛛网膜下腔出血急骤，病初先有发热、脑脊液有相应的感染性表现，

头颅 CT 显示无蛛网膜下腔出血。

（3）某些老年患者，头痛、呕吐均不明显，主要以突然出现的精神障碍为主要症状。

【西医治疗】

目的是防止再出血、血管痉挛及脑积水等并发症，降低病死率和致残率。

1. 一般处理及对症治疗　SAH 患者应急诊治疗收入院并密切监护，监测生命体征、神经系统体征变化，保持气道通畅、维持稳定呼吸、循环系统功能；防止情绪激动和用力（咳嗽、或用力大便），保持大便通畅。烦躁者可给予苯二氮䓬类药物镇静，可适当镇痛镇咳。注意液体出入量及水电解质平衡，慎用阿司匹林等影响凝血功能的非甾体解热镇痛药或吗啡、哌替啶等影响呼吸功能的药物。癫痫发作时可应用地西泮、卡马西平、丙戊酸钠。

2. 降低颅内压　颅内压增高者适当限制液体入量，防止低钠血症有助于降低颅内压，常选脱水剂如甘露醇、呋塞米、甘油果糖，也可酌情选用白蛋白。体积较大的脑内血肿应考虑手术清除血肿降低颅内压以抢救生命。

3. 防治再出血

（1）安静休息：卧床休息：绝对卧床 4～6 周，减少探视，最好能保持环境安静和避光。避免用力情绪波动。及使应用镇静、镇痛、镇吐、镇咳等药物。

（2）调控血压：去除疼痛等诱因后，如果平均动脉压 > 120mmHg 或收缩压 > 180mmHg，可在密切监测血压下用短效降压药物，保持血压稳定。

在正常或起病前水平。可选用钙离子通道拮抗剂、β 受体阻滞剂、ACEI 类。避免突然降血压降得太低。

（3）降纤溶药物：酌情选用抗纤维蛋白溶解剂是为防止动脉瘤周围的血块溶解引起再出血。① 6 – 氨基己酸（EACA）初次剂量 4~6g 溶于 100ml 生理盐水或 5% 葡萄糖液中静脉滴注，15~30 分钟完成，以后静脉滴注 1g/h，维持 12~24 小时，以后 12~24g/d，持续 7~10 天时，逐渐减量至 8g/d，共用 2~3 周。②氨甲苯酸（止血芳酸）0.1~0.2g 加入生理盐水或 5% 葡萄糖溶液 100ml 中静脉滴注，每日 2~3 次，共用 2~3 周，抗纤维蛋白溶解剂有引起脑缺血性病变的可能性，一般与尼莫地平联合使用。

（4）外科手术：动脉瘤的消除是防止动脉瘤性 SAH 再出血最好的方法。诊断为蛛网膜下腔出血后，应请脑外科会诊，确定有无手术指征。可选择手术夹闭动脉瘤或介入栓塞动脉瘤。早期（3 天内）或晚期病情稳定后手术何者更好，尚无充分研究证据，目前多主张早期手术。

4. 防治脑动脉痉挛及脑缺血

（1）维持正常血容量和血压避免过度脱水，动脉瘤处理后，血压偏低者首先去除诱因如减少或停用脱水和降压药物，也可给胶体溶液（白蛋白、血浆）扩容升压，必要时使用升压药物如多巴胺静脉滴注；血压偏高者给予降压治疗。

（2）早期口服钙离子拮抗剂，口服尼莫地平（尼莫通）40~60mg，每日4~6次，共21天，必要时可静脉使用，防治低血压。

（3）早期手术，通过去除动脉瘤移除血凝块，防止脑动脉痉挛。

5. 防止脑积水

（1）轻度的急慢性脑积水可药物治疗，予醋氮酰胺0.25g，每日3次，减少CSF分泌，还可选用甘露醇、速尿等药物。

（2）脑室穿刺CSF外引流术：CSF外引流术适用于SAH后脑室积血扩张或形成铸型出现急性脑积水，经内科治疗后症状仍进行性加剧，伴有意识障碍者。或因年老，有心肺肾等内脏严重功能障碍，不能耐受开颅手术者。紧急脑室穿刺CSF外引流术可以降低颅内压、改善脑脊液循环、减少梗阻性脑积水和脑血管痉挛的发生，可使50%~80%的患者临床疗效改善。

（3）CSF分流术：慢性脑积水经内科治疗多数可以逆转。如果内科治疗无效、CT或MRI显示脑室明显扩大者，可行脑室-心房或脑室-腹腔分流术，以免加重脑损害。

6. 预后 约10%的患者在接受治疗以前死亡。

30 天内病死率约为 25% 或更高。再出血的病死率约为 50%，2 周内再出血率为 20% ~ 25%，6 个月后的年复发率为 2% ~ 4%。影响预后最重要的因素是发病后的时间间隔及意识水平，死亡和并发症多发生在病后 2 周内；6 个月时的病死率在昏迷患者是 71%、在清醒患者是 11%。其他因素如年老患者较年轻者预后差，动脉瘤性 SAH 较非动脉瘤性 SAH 预后差。

（二）中医诊治

【辨证施治】

1. 气滞血瘀

［临床表现］胸胁胀闷，肢体走窜疼痛，爪甲无华，舌紫暗或见瘀点，脉涩。

［治则］疏肝理气，活血化瘀。

［方药］血府逐瘀汤或金铃子散合失笑散加减。

［常用中成药］血府逐瘀胶囊。

2. 脑瘀阻滞

［临床表现］口舌㖞斜，语言謇涩，头项背剧痛，舌暗红，脉涩。

［治则］化瘀通脑，活络行滞。

［方药］通脑活络汤加减。

［常用中成药］血府逐瘀胶囊。

3. 肝风内动

［临床表现］眩晕头痛耳鸣，口眼时有㖞斜，躯体感觉麻木，语言不利，舌红苔黄腻，脉弦滑。

［治则］平肝熄风。

［方药］天麻钩藤饮加减。

［常用中成药］天麻丸。

4. 气虚血瘀

［临床表现］少气懒言，面色淡白或暗滞，舌青紫有瘀斑，脉细缓而涩。

［治则］益气活血。

［方药］补阳还五汤、四君子汤合化积丸加减。

三、高血压脑病

（一）西医诊治

【临床表现】

1. 血压急剧升高　发病前原有血压的再度急剧增高，特别是舒张压可高达 120mmHg 以上，平均动脉压常在 150～200mmHg 之间。

2. 颅内压增高　由脑水肿引起，患者剧烈头痛，多为全头痛或以颞枕部明显，咳嗽及活动用力时头痛加剧。伴有喷射性呕吐和视物不清。视乳头水肿、视网膜动脉痉挛并有火焰状出血和绒毛状渗出物。

3. 意识障碍　可表现为嗜睡、昏睡及昏迷，精神错乱亦时有发生。

4. 抽搐　可表现为全身或局限性抽搐发作，有时可发生癫痫连续状态。

5. 阵发性呼吸困难　系由呼吸中枢的脑血管痉

挛、局部缺血、缺氧及酸中毒所致

6. 脑功能感觉障碍症状　如出现短暂性失语、失用、肢体瘫痪、偏身感觉减退等。

【西医诊断要点】

（1）明确的高血压病史，或发病前有引起血压升高的疾病基础，发病前后多有血压显著升高，眼底显示 3~4 级高血压视网膜病变。

（2）病情发展迅速颅内压增高症状、体征，有一过性神经功能缺失体征。

（3）血压控制良好症状体征逐渐消失，不留后遗症。

（4）辅助检查：①脑 CT 扫描可见脑白质和灰质密度减低，脑沟减少或消失，脑室普遍均匀性变小。但无局灶性高密度和低密度影。也可呈完全正常影像。②心电图：显示出左室高电压，但没有心肌梗死表现。③脑脊液检查显示颅内压增高，脑脊液蛋白质轻度增加，有少量白细胞和红细胞，由于本病伴有较严重的急性高颅压易发生脑疝，因此，如进行脑 CT 扫描能确诊时，可不进行腰穿检查。

【西医治疗】

1. 降血压　尽快将血压降到 160/100mmHg 或病人平常血压水平，血压下降后症状多很快缓解，但应继续口服降压药，以防血压突然再次升高。

（1）常用硝普钠 30~100mg 加入 5% 葡萄糖溶液 500ml，缓慢静脉滴注，在用药过程中应注意调整滴速、药物用量及剂量。停药不宜过急，以防停药后的反跳作用。

（2）利血平 1~2mg 肌内注射，1~2 次/日，本药起效慢而平稳，适合于快速降血压后的血压维持药。

（3）可乐定 0.15mg 加入 5% 葡萄糖溶液 20~40ml 内缓慢静脉注射，注射时间至少在 5 分钟以上，直至出现预期降压效果时为止。

（4）25% 硫酸镁 10ml 深部肌内注射或以 5% 葡萄糖溶液 20ml 稀释后缓慢静脉注射。

（5）酚妥拉明 5~10mg 肌内或静脉注射，亦可稀释后静脉注射。

（6）阿方那特 500mg 加入 5% 葡萄糖溶液静脉滴注，开始时应每分钟测血压一次，根据血压情况调整滴速。

2. 降颅内压　可用甘露醇、速尿、白蛋白消除脑水肿。

3. 一般性治疗　积极防治水电解质及酸碱平衡紊乱，根据患者出现的代谢障碍，按相应方法进行纠正治疗，对有心功能衰竭、癫痫等病症时，进行相应处理。

4. 病因治疗　当临床症状控制后，如有肾功能衰竭者可进行透析治疗，妊娠毒症者应流产等治疗。

（二）中医诊治

【辨证施治】

1. 风痰阻络

［临床表现］血压急剧升高，头晕目眩，肢体麻

木，舌强不语，或见恶心呕吐，胸胁满闷，舌苔厚腻，脉弦滑。

［治则］祛风化痰，疏经通络。

［方药］牵正散或续命汤加减。

2. 痰火扰神

［临床表现］血压急剧升高，烦躁易惊，甚则狂躁妄动，舌红苔黄腻，脉滑数。

［治则］涤痰清火，潜镇安神。

［方药］当归龙荟丸合生铁落饮加减。

［常用中成药］当归龙荟丸。

3. 脑瘀阻滞

［临床表现］血压急剧升高，口舌㖞斜，语言謇涩，或见偏身麻木，舌质暗，脉涩。

［治则］化瘀通脑，活络行滞。

［方药］通脑活络汤加减。

［常用中成药］血府逐瘀胶囊。

4. 心脾气虚

［临床表现］血压急剧升高，气短神怯，心悸健忘，少寐多梦，舌淡嫩苔白，脉细弱。

［治则］补益心脾。

［方药］归脾汤加减。

［常用中成药］归脾丸。

5. 肝肾阴虚

［临床表现］血压急剧升高，眩晕耳鸣，麻木抽搐，或见五心烦热，舌红少苔，脉细数。

［治则］滋补肾阴。

［方药］二至加味丸加减。

［常用中成药］六味地黄丸。

第三节　颅内血管畸形

一、颅内动脉瘤

（一）西医诊治

【临床表现】

动脉瘤的部位不同有不同症状。

1. 后交通动脉瘤　常伴有视野缺损，眼、颜面疼痛，动眼神经麻痹是惟一常见的临床表现。

2. 大脑中动脉瘤　多位于外侧裂深部，常可伴对侧偏瘫、感觉障碍，在优势半球时伴有失语，如累及视放射则有同向偏盲。

3. 前交通动脉和大脑前动脉瘤　此处小动脉瘤可不产生症状。瘤体大者可压迫嗅束，产生一侧嗅觉丧失。如瘤向下压迫视交叉，可产生两颞下 1/4 的视野缺损。当瘤体破裂出血影响颞叶时，可产生精神症状，人格改变，定向力、判断力、记忆力障碍。

4. 大脑后动脉瘤　较少见，动脉瘤如引起大脑后动脉缺血时，可产生同向偏盲。如瘤体压迫中脑动脉则产生假性球麻痹症状，并有意识障碍，还可以引起颅内压增高和脑积水。

5. 椎动脉动脉瘤 多位于与小脑后下动脉连接处，临床上可表现为眩晕、耳鸣、小脑性共济失调和延髓麻痹症状。

6. 基底动脉动脉瘤 多位于桥脑上缘基底动脉末端分叉处，常为动脉粥样硬化引起的梭形动脉瘤。可表现动眼神经麻痹或面部神经麻痹、三叉神经痛、自主神经功能紊乱、脑积水、双下肢无力或瘫痪。颅内动脉瘤破裂出血是本病最大危险，以自发性蛛网膜下腔出血最多见。

【西医诊断要点】

（1）多发生在中青年，具有典型的先兆症状和体征，特别是突发的剧烈头痛、颈背痛。

（2）突发的一侧动眼神经麻痹或外展神经麻痹，反复大量鼻出血，伴一侧视力减退者。

（3）影像学检查提示有颅内动脉瘤的特征改变，颅脑 CT 在动脉瘤未破裂之前平扫不易显示，一般需要增强扫描，可见有圆形肿块，其周边整齐，中央有密度增加区。还可以显示伴发的脑梗死、脑积水的程度、动脉瘤血栓情况，还可以发现动脉瘤的动态变化，有利于掌握手术时机。脑血管造影是显示颅内动脉瘤的最好方法，对其部位、大小、数目以及血管的供应情况均可显示。

【西医治疗】

尽早进行神经血管介入栓塞或手术切除，以防发生蛛网膜下腔出血或复发。

蛛网膜下腔出血的治疗详见蛛网膜下腔出血部分。

只要病情允许，尽早积极外科手术。动脉瘤栓塞和开颅为最佳治疗方法。颅外动脉结扎仅是一种间接手术方法。

（二）中医诊治

【辨证施治】

1. 痰蒙神窍

［临床表现］见神情痴呆、抑郁，朦胧昏昧，舌红苔白腻，脉滑。

［治则］化痰开窍。

［方药］礞石滚痰丸加减。

［常用中成药］礞石滚痰丸。

2. 脑瘀阻滞

［临床表现］口舌㖞斜，语言謇涩，或见偏身麻木，舌质暗，脉涩。

［治则］化瘀通脑，活络行滞。

［方药］通脑活络汤加减。

［常用中成药］血府逐瘀胶囊。

3. 肾阴虚

［临床表现］五心烦热，足跟痛，腰膝酸软，时有失眠盗汗，舌红少津脉细数。

［治则］滋补肾阴。

［方药］左归丸加减。

［常用中成药］六味地黄丸。

4. 肾阳虚

［临床表现］畏寒，腰膝酸冷，小便清长，舌淡苔白，尺脉沉细或沉迟。

［治则］温补肾阳。

［方药］右归丸加减。

［常用中成药］金匮肾气丸。

5. 气血两虚

［临床表现］神疲乏力，面色苍白无华，手足麻木，时有心悸失眠，舌淡而嫩，脉细数无力。

［治则］调理脾胃，气血双补。

［方药］八珍汤加减。

［常用中成药］归脾丸。

二、脑动静脉畸形

（一）西医诊治

【临床表现】

1. 头痛　约60%的患者有慢性头痛病史，可能与脑血管扩张有关，常表现为阵发性非典型的偏头痛，头痛的部位与病变部位无明显关系。若合并出血时，则突然头痛伴恶心、呕吐和脑膜刺激征，甚至出现意识障碍。

2. 癫痫　约40%病例有癫痫反复发作史，可为首发症状，亦可继发于出血后。常表现为部分性发作，亦可见部分性发作继发全面性发作。

3. 进行性神经功能障碍和智力减退 约见于30%的病例，主要表现为偏侧的运动或感觉障碍，由于"脑盗血"程度严重导致慢性弥漫性脑出血或由于长期癫痫反复发作，可引起智力减退。其他神经缺损表现：幕上病变可有失语、失读、失算、视野缺损、记忆障碍等，幕下病变可有眩晕、后组脑神经麻痹、眼震、小脑共济失调。

4. 颅内杂音和眼球突出 少数病变大而表浅者可在眼部听到颅内血管杂音，有的在病变临近部位亦可听到，压迫同侧颈动脉可使杂音消失，个别病例因有较大的引流静脉入海绵窦，窦内静脉压升高，使眼静脉回流受阻而出现患侧眼球突出。

5. 出血 颅内出血是常见而严重的并发症，可反复发生。表现为蛛网膜下腔出血、脑内血肿或硬膜下出血。常急性起病，多在清醒活动时突然出现剧烈头痛、呕吐，甚至意识障碍，脑膜刺激征阳性及各种急性神经功能缺损的体征。

【西医诊断要点】

（1）有下列情况时做颅脑 CT、MRI 检查，以提示或排除本病。

①临床表现疑有颅内出血者。

②有部分性癫痫发作或全面性癫痫发作病史者。

③有慢性发作性或进行性神经功能障碍，如偏身运动或感觉障碍。

④有慢性头痛病史，其他原因不好解释者。

（2）辅助检查

①头颅 CT：普通 CT 扫描可见局部不规则低密度或混杂密度。有时病变区可见到钙化灶，新鲜出血呈高密度，可在局部形成血肿，亦可破入蛛网膜下腔或脑室系统。血肿吸收后或合并梗塞时为低密度，有时可见到局部脑萎缩及脑积水征象。病变区强化后有不规则高密度，有时可见到供血动脉相引流静脉。

②头颅磁共振（MRI）：病变的血管团、供血动脉相引流静脉，由于流空现象在 T_1、T_2 加权成像均表现为无信号影，呈黑色迂曲成团的血管影，葡萄状或蜂窝状，磁共振血管成像显示更为清楚。

③脑血管造影：脑血管造影是确定本病诊断的主要依据，对并发出血的患者待病情稳定时亦应尽早进行。数字减影血管造影（DSA）是一种损伤少的造影方法，动脉法显示血管影像更为清楚。对畸形血管团、供血动脉相引流静脉显示更为理想。

【西医治疗】

1. 非手术治疗 针对较大的不能进行手术，或手术前后需要治疗的脑动静脉畸形病人，其目的是防止颅内出血和缺血、控制癫痫发作和改善受损的神经组织。

（1）一般处理：避免剧烈的体力运动和情绪波动，忌烟酒，保持大便通畅，防止便秘；高血压患者应控制血压。如发生出血且不能急诊手术者，应完全卧床休息。

（2）治疗头痛：有血管性头痛者，可用尼莫地平120mg/d，分3次长期口服，部分可控制头痛的发作。严重头痛发作时可临时口服1片麦角胺咖啡因，或其他止痛剂。

（3）抗癫痫：控制癫痫发作可用苯妥英钠、卡马西平、丙戊酸钠、扑米酮等药物治疗。如控制效果不佳者，应检测血浓度，调整剂量。

（4）颅内出血的治疗：脑动静脉畸形发生颅内出血后，如不能手术治疗者，按脑出血的方法进行治疗。

（5）脑缺血的治疗：发生脑血栓出现瘫痪时，先按脑血栓形成方法进行治疗，但一般不主张用较强的抗凝剂，以防引起出血。

（6）立体定向治疗：通过影像学进行立体定位后，针对性地对动静脉畸形的部位进行某种特殊的照射治疗。常用的方法为钴立体定向放射治疗（γ刀）、质子流照射重粒子放射治疗、X刀等。目前认为，X刀、γ刀治疗后，脑动静脉畸形的闭合率，在1年内为60%，2年内为80%。其并发症为直接导致脑组织损害出现神经功能障碍者占5%，其中主要是继发性出血和缺血。

2. 手术治疗 目的在于杜绝脑动静脉畸形破裂出血和脑缺血发作。70%～90%的脑血管畸形可通过手术切除达到很好的效果且死亡率低。有的先通过血管内介入治疗后或效果不佳者进行手术治疗。

手术适应证如下。

（1）合并大量出血或多次反复出血。

（2）出现难治性癫痫。

（3）出现顽固性头痛。

（4）神经功能障碍日趋严重。

手术方法主要有以下两种。

（1）动静脉畸形全切术：最合理和最常用的手术方法，既可达到杜绝出血的后患，也解除了脑盗血的根源。除了巨型动静脉畸形外，对病灶进行全切术。

（2）动脉结扎术：对于不能进行病灶全切的巨大动静脉畸形患者，采用动静脉畸形的供血动脉结扎术，目的在于减少动静脉畸形的血供，使动静脉畸形内血流减慢，增加自然血栓形成的机会，或因动脉血减少，动静脉畸形内的灌注压降低而减少血管破裂出血的机会，也减少了盗血现象的发生，但疗效不好。

（3）动静脉畸形栓塞术：本方法可与切除术和其他方法同时或先后使用，也可单独应用。此种疗法的原理是利用畸形血管内阻力低、血流量大、其输入动脉管径较正常者粗大，由颈动脉或椎动脉送进人造栓子形成永久性堵塞，使病灶缩小甚至消失。

（二）中医诊治

【辨证施治】

1. 脑瘀阻滞

［临床表现］头痛，口舌㖞斜，语言謇涩，或见

偏身麻木，舌质暗脉涩。

　　[治则] 化瘀通脑，活络行滞。

　　[方药] 通脑活络汤加减。

　　[常用中成药] 血府逐瘀胶囊。

2. 气血两虚

　　[临床表现] 头痛，癫痫，神疲乏力，面色无华、手足麻木，时有心悸失眠，舌淡而嫩，脉细数无力。

　　[治则] 调理脾胃，气血双补。

　　[方药] 八珍汤加减。

　　[常用中成药] 归脾丸。

三、海绵状血管瘤

（一）西医诊治

【临床表现】

（1）好发于 20～40 岁成人，儿童亦可发病。

（2）首发症状为癫痫，其次为头痛。

（3）常出现颅内出血及局部神经功能障碍的体征。

（4）脊髓发生本病可出现进行性下肢瘫痪和感觉障碍。

（5）眶内海绵状血管瘤可有骨质侵蚀，也可合并皮肤海绵状血管瘤。

【西医诊断要点】

　　由于本病临床表现没有特殊性，主要靠颅脑 CT

和 MRI 诊断，用 DSA 协助确诊，在年轻人出现不明原因的癫痫、颅内出血、进行性局灶性神经功能障碍者，应进行这几种检查，以了解是否本病。

1. CT 扫描　海绵状血管瘤在 CT 扫描上有以下特征：①病灶呈类圆形或结节形状、边缘清楚、不均匀的高密度影。②病灶内有钙化。③注射造影剂后可明显增强。④虽有占位现象，但水肿不明显。

2. MRI　海绵状血管瘤在 MRI 上表现为混杂的信号由于病灶反复出血而残留大量的亚铁血黄素使得在 T_1、T_2 影像上表现为高信号；出血灶外形成的含铁血黄素沉积处为环形低信号，尤其在 T_2 像中明显；由于钙离子沉积而呈现出无信号；由于病灶中有胶质细胞增生表现为在 T_1 像为低信号，在 T_2 像为高信号。

3. 脑血管造影　由于海绵状血管瘤的组织病理特点，血管造影时，大部分的造影剂沿着正常血流通道流出，少部分进入血管瘤的造影剂被稀释而难以发现本病。因此，1/3 的患者造影显示正常。如果延长动脉内注射造影剂的时间，血管瘤内的血管造影剂蓄积后，则可明显发现海绵状血管瘤的显影。

【西医治疗】

1. 手术切除　因为海绵状血管瘤在脑内边界清楚，容易切除，术后一般不留严重后遗症。

2. 立体定向手术治疗　病灶在主要功能区，可采用 γ 刀治疗，可使病灶缩小和减少出血。

（二）中医诊治

【辨证施治】

1. 痰瘀互结

［临床表现］癫痫，头痛，肢体麻木沉重，刺痛不移，甚见神识不清，舌暗苔腻，脉涩。

［治则］化痰祛瘀。

［方药］双海散结汤加减。

［常用中成药］血府逐瘀胶囊。

2. 气滞血瘀

［临床表现］癫痫，头痛，胸胁胀闷，肢体走窜疼痛，爪甲无华，舌紫暗或见瘀点，脉涩。

［治则］疏肝理气，活血化瘀。

［方药］血府逐瘀汤或金铃子散合失笑散加减。

［常用中成药］血府逐瘀胶囊。

3. 脑瘀阻滞

［临床表现］癫痫，头痛，口舌㖞斜，语言謇涩或见偏身麻木，舌质暗脉涩。

［治则］化瘀通脑，活络行滞。

［方药］通脑活络汤加减。

［常用中成药］血府逐瘀胶囊。

4. 气虚血瘀

［临床表现］癫痫，头痛，少气懒言，面色淡白或暗滞，舌青紫有瘀斑，脉细缓而涩。

［治则］益气活血。

［方药］补阳还五汤、四君子汤合化积丸加减。

［常用中成药］血府逐瘀胶囊。

四、烟雾病

（一）西医诊治

【临床表现】

多发生在儿童和青壮年，其中以 10～14 岁和 40 岁左右是发病的两个高峰，临床症状和体征由脑血管事件所致，主要为缺血性和出血性两组症状。根据初发症状和频率，烟雾病的缺血型占 63.4%、出血型占 21.6%、癫痫占 7.6%、其他占 7.5%。10 岁以下儿童以缺血性为主，见反复发作的 TIA 或脑梗死，是由于疾病早期脑底主干动脉狭窄或闭塞，代偿血管尚未很好形成所致。可出现运动、意识、语言感觉障碍，脑缺血症状可因过度换气而诱发，长期可有智力发育迟缓。以出血型为主，较儿童患者更常发生脑室出血、蛛网膜下腔出血、脑内出血，多由于侧支血管或相关动脉瘤破裂所致。头痛、意识障碍、肢体瘫痪为常见症状，大量出血可导致死亡，所有患者可出现癫痫发作但多见于 10 岁以下儿童患者。

【西医诊断要点】

1. 实验室检查 主要是感染、免疫方面检查。

2. 血管造影 DSA 显示双侧颈内动脉虹吸段、大脑前、中动脉起始段狭窄或闭塞，伴脑底异常血管网，如吸烟后吐出的烟雾，还可发现动脉瘤。根据造影表现将烟雾病的进展分为 6 个阶段：①颈内动脉狭窄期。②烟雾血管初发期。③烟雾血管发展加重期。④烟雾血管形状缩小期。⑤烟雾血管数量减少期。⑥烟雾血管消失期。

3. CT 扫描 与临床类型有关，出血型患者常规 CT 扫描显示脑室系统、蛛网膜下腔、脑叶或基底节区的高密度影像，缺血型患者显示相对较小，多发并局限在脑皮质和皮质下区的低密度影像。

4. MRI、MRA 能显示 CT 不能显示的小病灶，如梗死、出血、脑萎缩或轻度脑室扩大，明显的烟雾血管在 MRA 上显示细小的异常血管影，在 MRI 上表现为流空现象，儿童患者更明显。细小的烟雾血管在成人患者 MRA、MRI 上不易显示，如 MRA、MRI 上已明确显示改变，则常规脑血管造影可以不做。MRA、MRI 已成为烟雾病临床和研究的主要诊断工具。

5. 诊断 儿童或青壮年反复出现脑梗死、TIA 或颅内出血应考虑本病的可能。DSA 能帮助确诊。如果 MRA、MRI 已清除显示有关病变，也可确定诊断，诊断明确后应进一步寻找可能存在的原因。

【西医治疗】

（1）已知病因者，积极治疗原发疾病。

（2）对症治疗：①对于发生脑梗死和脑出血的治疗跟一般脑血管病的治疗相同。②对于感染、结核、肿瘤、梅毒等引起的烟雾病应针对病因进行治疗。③对于癫痫发作者给予抗癫痫治疗。

(3) 手术治疗：对部分发作频繁的儿童烟雾病可考虑外科治疗。

(4) 烟雾病预后儿童与成人不同，儿童患者日常生活能力及生存情况较好，成人患者可因颅内出血，其日常生活能力及生存情况较差。

（二）中医诊治

【辨证施治】

1. 风痰阻络

[临床表现] 头晕目眩，肢体麻木，舌强不语，或见恶心呕吐，胸胁满闷，舌苔厚腻，脉弦滑。

[治则] 祛风化痰，疏经通络。

[方药] 牵正散或续命汤加减。

2. 脑瘀阻滞

[临床表现] 口舌㖞斜，语言謇涩，或见偏身麻木，舌质暗，脉涩。

[治则] 化瘀通脑，活络行滞。

[方药] 通脑活络汤加减。

[常用中成药] 血府逐瘀胶囊。

3. 心脾气虚

[临床表现] 气短神怯，心悸健忘，少寐多梦，舌淡嫩苔白，脉细弱。

[治则] 补益心脾。

[方药] 归脾汤加减。

[常用中成药] 归脾丸。

4. 肝肾阴虚

[临床表现] 眩晕耳鸣，腰膝酸软，视物昏花，麻木抽搐，舌红少津，脉细数。

[治则] 滋补肾阴。

[方药] 二至加味丸加减。

[常用中成药] 六味地黄丸、左归丸。

第四节　颅内静脉血栓形成（CVT）

颅内静脉血栓形成临床表现复杂而不典型，头痛是最常见的症状，约80%的患者有头痛。其他常见症状体征包括眼底视乳头水肿、局灶神经体征、癫痫及意识改变等。不同部位的CVT临床表现各有特点。

（一）西医诊治

【临床表现】

1. 大脑大静脉（Galen）血栓形成　大脑大静脉血栓形成多为非感染性静脉血栓，主要累及间脑、基底节、内囊等深部结构。多表现为颅内高压症状：头痛、呕吐、视乳头水肿。可出现嗜睡、精神症状、反应迟钝、记忆力和计算力及定向力减退、手足徐动或舞蹈样动作等锥体外系表现。病情危重，严重时出现昏迷、高热、痫性发作、去脑强直甚至死亡。

2. 急性海绵窦血栓形成　多由眶周、鼻部及面部的化脓性感染或全身性感染所致。可有面部危险三角部位疖肿的挤压史。病变累及一侧或两侧海绵窦。常急性起病，出现发热、头痛、恶心呕吐、意识障碍等感染中毒症状。眼眶静脉回流障碍可导致眶周、眼睑、结膜水肿和眼球突出。可出现多个脑神经如动眼神经、滑车神经、外展神经和三叉神经第1、2支受损，表现为瞳孔散大、光反射消失、眼睑下垂、复视、眼球各方运动受限或固定、三叉神经第1、2支分布区痛觉减退、角膜反射消失等。进一步加重可引起视乳头水肿、视力障碍。颈内动脉海绵窦段感染和血栓形成可出现颈动脉触痛及颈内动脉闭塞的临床表现，如对侧偏瘫和偏身感觉障碍。严重者可并发脑膜炎。

3. 上矢状窦血栓形成 多发生于产褥期，常见于产后1~3周的产妇。在妊娠期、口服避孕药、婴幼儿或老年人严重脱水、感染或恶病质等情况下也可发生，多为非感染性血栓。

急性或亚急性起病，最主要的临床表现为颅内压增高症状如头痛、恶心、呕吐、视乳头水肿等。33%患者仅表现为不明原因的颅内高压，视乳头水肿可以是惟一的体征。上矢状窦血栓形成患者，可出现癫痫发作和精神障碍。多数患者血栓累及一侧或两侧侧窦而主要表现为颅内高压。血栓延伸到皮质特别是运动区和顶叶的静脉很常见，其特点为急性或进行性发生的局灶性运动或感觉障碍，下肢更易受累并伴局灶或全面的癫痫发作。旁中央小叶受累可引起小便失禁及双下肢瘫痪，婴儿可表现为喷射性呕吐、颅缝分离、囟门紧张和隆起，囟门周围及额、面、颈枕等处的静脉怒张和迂曲。老年患者一般仅有轻微头晕、眼花、头痛、眩晕等症状，诊断困难。腰穿可见脑脊液压力增高，蛋白和白细胞也可增高。

4. 乙状窦血栓形成 准确地说应为侧窦血栓形成。侧窦包括横窦、乙状窦。因与乳突邻近，化脓性乳突炎或中耳炎常引起乙状窦血栓形成。

（1）颅内高压症状，是最主要的症状，头痛、恶心、喷射性呕吐、视乳头水肿。

（2）局灶神经症状血栓扩展至上岩窦及下岩窦，可出现同侧三叉神经及外展神经损害症状。血栓延伸至颈静脉，可有吞咽、迷走及副神经损害的颈静脉孔综合征，可见吞咽困难、饮水呛咳、声音嘶哑、心动过缓和副神经受累等症状。

（3）多有化脓性中耳炎、乳突炎症状，发热、寒战、外周血白细胞增高。患侧耳后乳突部红肿压痛静脉怒张等。感染扩散可并发化脓性脑膜炎、硬膜外（下）脓肿及小脑、颞叶脓肿。

5. 辅助检查 CVT 缺乏特异性临床表现，只靠临床症状和体征诊断困难。辅助检查特别是影像学检查对诊断的帮助至关重要并有重要的鉴别诊断价值。

（1）脑脊液检查：主要是压力增高，早期常规和生化一般正常，中后期可出现脑脊液蛋白增高（轻—中度），发现红细胞提示有出血，出现白细胞增高提示合并感染，多见于海绵窦、侧窦血栓形成。若临床高度怀疑侧窦血栓形成时，可谨慎做压颈试验但应避免诱发脑疝。压颈试验包括两种：① Crowe 征：即压迫对侧颈静脉时，出现面部和头皮静脉扩张，为 Crowe 征阳性。② Tobey – Ayer 征：压迫病侧颈静脉脑脊液压力不上升，而压迫对侧颈静脉脑脊液压力则迅速升高，为阳性。此二征阳性提示有侧窦血栓形成。若此二征阴性，也不能完全排除侧窦血栓形成，还需结合其他检查。

（2）头部 CT 及 CT 静脉血管成像（CTV）：在上矢状窦血栓形成的早期，部分患者 CT 强化扫描可见空三角征，即静脉窦壁显示为高密度的三角形边，其中为等密度的血凝块。直窦、Galen 静脉表现为条索征，但并不具特征性。CT 的间接征象是脑梗死或出血性梗死。CTV 可显示梗死部位的静脉和静脉窦影像缺失或不清楚，而侧支静脉血管则显像清楚。

（3）磁共振（MRI）、磁共振静脉血管成像（MRV）：脑 MRI 在初期可见 T_1 加权相正常的血液流空现象消失，呈等 T_1 和短 T_2 的血管影，1~2 周后，高铁血红蛋白增多，T_1、T_2 相均呈高信号。晚期流空现象再次出现。MRI 还可显示脑梗死灶。MRV 被认为是目前最好的无创性脑静脉成像诊断方法，对较大的脑静脉和静脉窦病变显示较好。急性期（0~3 天），血栓静脉表现呈等 T_1、短 T_2 信号；亚急性期（3~15 天），表现为长 T_1、长 T_2 信号；慢性期（15 天以后），梗死血管出现不同程度再通，可见流空现象。结合 MRI 诊断可靠性可提高。

（4）脑血管造影：包括数字减影血管造影（DSA）、DSA 可直接显示血栓的部位和轮廓，是 CVT 诊断的金标准。但因其有创且价格昂贵，临床应用有一定限制。

【西医诊断与鉴别诊断】

对单纯颅内压增高、伴或不伴神经系统局灶体征者，或以意识障碍为主的亚急性脑病患者，均应考虑到脑静脉系统血栓形成的可能性，结合 CTV MRV 尤其是 DSA 检查帮助确诊。

海绵窦血栓形成的诊断可根据眼球突出、水肿、眼球各方向运动受限，特别是由一侧眼球波及到对侧眼球时可以确诊。但有时需与眼球突出和眼球运动受限的其他疾病相鉴别，如眼眶内球后蜂窝组织炎、球后占位性病变、视神经孔处胶质细胞瘤、骨膜下脓肿等。两侧眼球突出还应与甲状腺功能亢进相鉴别。

上矢状窦及侧窦血栓形成可仅表现为颅内高压征象，需与颅内占位病变如血肿、肿瘤、脓肿等相鉴别。伴乳突炎、中耳炎及败血症者要考虑侧窦血栓形成可能性。如腰穿时病变侧压颈试验脑脊液压力不上升、脑脊液呈血性或黄变，要高度怀疑乙状窦血栓形成。婴儿患严重贫血、腹泻、营养不良、衰竭时，或产妇在分娩 1～3 个月内发生颅内高压或昏迷、肢体局限性抽搐或瘫痪时，要考虑上矢状窦血栓形成。

【西医治疗】

包括病因治疗、对症治疗、特异性治疗和远期治疗。

1. 病因治疗 对感染性 CVT 主要尽早针对病原菌使用足量、足够疗程的抗生素及处理原发病灶；对非感染性 CVT 要根据已知或可能的病因进行相应治疗并纠正脱水、增加血容量、降低血黏度、改善脑血液循环。

2. 对症治疗 有脑水肿、颅内高压者，应积极行脱水降颅压治疗。常用甘露醇快速静滴，可加利尿剂辅助脱水，应注意血黏度、电解质及肾功能，也可用醋氮酰胺抑制脑脊液分泌，颅压过高危及生命时可行颞肌下减压术。癫痫发作者给予抗癫痫治疗，高热患者应予以物理降温，对意识障碍的患者应加强基础护理及支持治疗，预防并发症。

3. 特异性治疗 针对血栓本身的抗凝和溶栓治疗，理论上可解除静脉闭塞、恢复血流再通。但临床随机对照试验的证据并不多，目前存在一定争议。

（1）抗凝：肝素类抗凝药物治疗脑静脉系统血栓形成目的在于阻止血栓扩大，使闭塞的血管部分或完全再通。目前，国内外倾向性的意见是，肝素抗凝治疗可能是安全有效的，急性期可静脉给予普通肝素或皮下注射低分子肝素。

（2）溶栓：对脑静脉系统血栓形成进行全身静脉给药的溶栓疗法，由于局部药物浓度低，且易导致颅内出血，现已极少应用。对病情严重者，可以考虑血管内介入局部给药溶栓或清除血栓，但效果待评价，技术难度较大，仅适用于有条件的医院。

4. 远期治疗　停用避孕药，治疗原发病和危险因素，继续口服抗凝药 3～6 个月。

（二）中医诊治

【辨证施治】

1. 大脑大静脉（Galen）血栓形成

（1）痰瘀互结

［临床表现］头痛，恶心，呕吐，意识障碍，肢体麻木沉重，刺痛不移，舌暗，脉涩。

［治则］化痰祛瘀。

［方药］双海散结汤加减。

（2）气滞血瘀

［临床表现］头痛，恶心，呕吐，意识障碍，胸胁胀闷，肢体走窜疼痛，舌紫暗或见瘀点，脉涩。

［治则］疏肝理气，活血化瘀。

［方药］血府逐瘀汤或金铃子散合失笑散加减。

［常用中成药］血府逐瘀胶囊。

（3）肝风内动

［临床表现］头痛，恶心，呕吐，意识障碍，眩

晕，耳鸣，口眼㖞斜，面部觉麻木。舌红绛干燥，
脉多弦数兼滑。

[治则] 平肝熄风。

[方药] 天麻钩藤饮加减。

[常用中成药] 天麻丸。

(4) 痰火扰神

[临床表现] 头痛，恶心，呕吐，烦躁不寐，便
秘尿黄，狂躁妄动，舌红苔黄腻，脉滑数。

[治则] 涤痰清火，潜镇安神。

[方药] 当归龙荟丸合生铁落饮加减。

[常用中成药] 当归龙荟丸。

(5) 气虚血瘀

[临床表现] 头痛，恶心，呕吐，意识障碍，面
色淡白或暗滞，舌青紫有瘀斑，脉细缓而涩。

[治则] 益气活血。

[方药] 补阳还五汤合四君子汤合化积丸加减。

2. 急性海绵窦血栓形成

(1) 痰瘀互结

[临床表现] 头痛呕吐，意识障碍，眼外肌麻
痹，肢体麻木沉重，刺痛，舌暗，脉涩。

[治则] 化痰祛瘀。

[方药] 双海散结汤加减。

(2) 气滞血瘀

[临床表现] 头痛呕吐，意识障碍，眼外肌麻
痹，胸胁胀闷、肢体走窜疼痛，舌紫暗或见瘀点，

脉涩。

［治则］疏肝理气，活血化瘀。

［方药］血府逐瘀汤或金铃子散合失笑散加减。

［常用中成药］血府逐瘀胶囊。

（3）脑瘀阻滞

［临床表现］头痛呕吐，意识障碍，眼外肌麻痹，口舌喎斜，语言謇涩，舌质暗，脉涩。

［治则］化瘀通脑，活络行滞。

［方药］通脑活络汤加减。

［常用中成药］血府逐瘀胶囊。

（4）痰火扰神

［临床表现］头痛呕吐，眼外肌麻痹，烦躁不寐，便秘尿黄，狂躁妄动，舌红苔黄腻，脉滑数。

［治则］涤痰清火，潜镇安神。

［方药］当归龙荟丸合生铁落饮加减。

［常用中成药］当归龙荟丸。

3. 上矢状窦血栓形成

（1）痰瘀互结

［临床表现］可见肢体麻木沉重、刺痛不移，甚见神识不清，舌紫暗或见瘀点，脉涩。

［治则］化痰祛瘀。

［方药］双海散结汤加减。

［常用中成药］血府逐瘀胶囊。

（2）气滞血瘀

［临床表现］胸胁胀闷，肢体走窜疼痛，爪甲无

华，舌紫暗或见瘀点，脉涩。

　　[治则] 疏肝理气，活血化瘀。

　　[方药] 血府逐瘀汤或金铃子散合失笑散加减。

　　[常用中成药] 血府逐瘀胶囊。

　　（3）脑瘀阻滞

　　[临床表现] 口舌㖞斜，语言謇涩，或见偏身麻木，舌质暗，脉涩。

　　[治则] 化瘀通脑，活络行滞。

　　[方药] 通脑活络汤加减。

　　[常用中成药] 血府逐瘀胶囊。

　　（4）痰火扰神

　　[临床表现] 烦躁不寐，甚则狂躁妄动，便秘尿黄，舌红苔黄腻，脉滑数。

　　[治则] 涤痰清火，潜镇安神。

　　[方药] 当归龙荟丸合生铁落饮加减。

　　[常用中成药] 当归龙荟丸。

4. 乙状窦血栓形成

　　（1）痰瘀互结

　　[临床表现] 肢体麻木沉重，刺痛不移，甚见神识不清，舌暗，脉涩。

　　[治则] 化痰祛瘀。

　　[方药] 双海散结汤加减。

　　[常用中成药] 血府逐瘀胶囊。

　　（2）气滞血瘀

　　[临床表现] 胸胁胀闷，肢体走窜疼痛，舌紫暗

或见瘀点，脉涩。

［治则］疏肝理气，活血化瘀。

［方药］血府逐瘀汤或金铃子散合失笑散加减。

［常用中成药］血府逐瘀胶囊。

（3）脑瘀阻滞

［临床表现］口舌㖞斜，语言謇涩或见偏身麻木，舌质暗，脉涩。

［治则］化瘀通脑，活络行滞。

［方药］通脑活络汤加减。

［常用中成药］血府逐瘀胶囊。

（4）痰火扰神

［临床表现］烦躁不寐，甚则狂躁妄动，便秘尿黄，舌红苔黄腻，脉滑数。

［治则］涤痰清火，潜镇安神。

［方药］当归龙荟丸合生铁落饮加减。

［常用中成药］当归龙荟丸。

第五节　其他脑血管病

一、脑内盗血综合征

（一）西医诊治

【临床表现】

1. 椎基底动脉逆流综合征　其中以锁骨下动脉闭塞所致为较多见而具有代表性，称为锁骨下动脉盗血综合征。

（1）常在患侧上肢活动后产生头晕、视力模糊、复视、共济失调、晕厥等脑干、枕叶、小脑血供不足的症状。

（2）患侧上肢活动时可能出现间歇性的麻木、疼痛等类似下肢患有闭塞性脉管炎时的间歇性跛行现象。

（3）体格检查可能发现患侧桡动脉脉搏减弱。如能同时记录双侧桡动脉搏动时，可发现患侧脉搏迟到的特征性现象。患侧上臂血压的收缩压可低于健侧 20mmHg 以上，锁骨上窝听诊可能听到杂音。

2. 颈动脉逆流综合征

（1）一侧颈内动脉闭塞时，健侧颈内动脉通过前交通支的侧支循环进行代偿。有时，因健侧颈内动脉部分血液流向对侧，致使本侧大脑半球出现血供不足的症状。称为颈-颈动脉逆流症。

（2）椎基底动脉系统发生闭塞时，颈内动脉血液经由后交通支逆流进入椎-基底动脉系统进行代偿。临床上反而出现轻偏瘫、失语等大脑半球供血不足的症状，称为颈-椎基动脉逆流症。

【西医诊断要点】

1. 辅助检查 可发现闭塞侧大脑半球深部及闭塞对侧大脑半球或脑干的梗死病灶。可进行全脑血管造影以明确诊断。

2. 颈动脉逆流综合征

（1）闭塞对侧颈内动脉供血不足的临床表现：

可出现短暂发作的轻偏瘫、失语、偏盲或偏身感觉障碍。

（2）椎基底动脉供血不足的临床表现：发作性的头晕、视物旋转、耳鸣、口周麻木、复视、构音障碍或肢体活动不灵。

（3）颈内动脉造影显示一侧颈内动脉起始部完全闭塞，另一侧颈内动脉通过前交通动脉向闭塞侧的大脑前、中或后动脉供血。

（4）头颅 CT 扫描及 MRI 检查可见闭塞侧大脑半球深部的梗死病灶，闭塞对侧大脑半球或脑干由于低灌注可出现散在的小缺血病灶。

3. 锁骨下动脉盗血综合征

（1）男性发病率高于女性，左侧患病率明显多于右侧。

（2）患肢用力活动后迅速出现头昏、视物旋转，左侧较明显、严重者可发生晕厥。

（3）患侧桡动脉搏动减弱或消失，患侧上臂收缩压可低于健侧 20mmHg 以上。

（4）听诊患侧锁骨上窝可闻及血管杂音，血管多普勒超声检查可发现狭窄或闭塞的锁骨下动脉，并可见椎动脉内血液逆流，DSA 可明确诊断。

【西医治疗】

1. 手术治疗 可根据病人情况选用动脉内膜切除修补术，经主动脉或颈动脉建立分流通道，或结扎患侧椎动脉等，手术成功者症状可消失。

2. 脑梗死的治疗 可参照动脉血栓性脑梗死治疗。

（二）中医诊治

【辨证施治】

1. 痰瘀互结

［临床表现］上肢活动后产生头晕，视力模糊，共济失调，可见肢体麻木沉重，刺痛不移，舌暗苔厚，脉涩。

［治则］化痰祛瘀。

［方药］双海散结汤加减。

［常用中成药］血府逐瘀胶囊。

2. 气滞血瘀

［临床表现］胸胁胀闷，肢体走窜疼痛，舌紫暗或见瘀点，脉涩。

［治则］疏肝理气，活血化瘀。

［方药］血府逐瘀汤或金铃子散合失笑散加减。

［常用中成药］血府逐瘀胶囊。

3. 脑瘀阻滞

［临床表现］口舌㖞斜，语言謇涩或见偏身麻木，舌质暗，脉涩。

［治则］化瘀通脑，活络行滞。

［方药］通脑活络汤加减。

［常用中成药］血府逐瘀胶囊。

4. 痰火扰神

［临床表现］烦躁不寐，便秘尿黄，甚则狂躁妄

动，舌红苔黄腻，脉滑数。

［治则］涤痰清火，潜镇安神。

［方药］当归龙荟丸合生铁落饮加减。

［常用中成药］当归龙荟丸。

二、淀粉样脑血管病（CAA）

（一）西医诊治

【临床表现】

（1）年龄相关，多见于55岁以上老年人，随年龄增高发病明显增加，多数CAA无临床症状，仅部分患者出现脑出血和痴呆。

（2）最常见为自发性颅内出血（ICH），出血部位与血管淀粉样物质沉积的分布有关，最常见部位是皮质及皮质下或脑叶等区域，小脑也可发生但不常见，脑干及大脑半球深部结构一般不受累。CAA相关的脑叶出血与其他原因的脑出血临床表现相类似。表现为急性发作的神经症状，如头痛、癫痫、意识障碍，脑叶出血可破入蛛网膜下腔出现相应症状，CAA患者的脑血管非常脆弱，轻微脑外伤都可导致出血。

（3）进行性智力减退至痴呆，约30%的CAA患者出现老年性痴呆的症状，如严重的记忆障碍、注意力定向力、计算力减退或精神异常。无痴呆者不能轻易排除诊断。

（4）由于皮质血管因淀粉样物质沉积导致血流

灌注减少，还可出现缺血性或出血性梗死，淀粉样脑血管病的脑缺血可引起认知障碍、癫痫发作、白质脑病；出现血管炎，部分患者使用免疫抑制剂特别是环磷酰胺治疗有效；部分患者还可表现为短暂性神经症状，可见局限性无力、麻木或语言异常，持续数分钟在一次发作中症状可从一个部位发展到相邻的另一部位，常反复发作表现同样症状，这种发作可能与出血而非缺血有关，因为梯度回波 MRI 常显示皮质区内有与之对应的无症状性出血灶，抗癫痫治疗对发作有效，避免使用抗凝剂（会增加进一步出血风险）。

【西医诊断要点】

CT、MRI 显示多灶脑叶出血，呈大块或点、片状，也可发现缺血性病灶。CT 显示单个脑叶出血时，若无法鉴别是否伴有本病，利用梯度回波 MRI 发现陈旧性点状出血会辅助诊断。脑出血行手术治疗者，可以通过病理检查证实诊断。病理检查可显示动脉壁经刚果红染色后在偏振光显微镜下呈黄绿色双折光。

【西医鉴别诊断】

老年患者、无高血压病史、脑出血表现为多灶性、复发性的脑叶出血，结合 CT、MRI 扫描，无其它引起出血的原因时，可拟诊为 CAA，确诊需病理检查。

多发性脑出血（同一天或间隔几天）还可见于

外伤、脑血管畸形、颅内静脉系统血栓、脑转移瘤、白血病、脑血管炎、凝血功能障碍、脓肿及弥漫性血管内凝血，注意鉴别，在有 PICH 和高血压病史的患者中，多灶性脑出血少见（<1%）。

【西医治疗】

（1）对于痴呆者可应用脑细胞活化剂，促进细胞代谢，如都可喜、胞二磷胆碱、银杏叶片等。

（2）尚无有效特效疗法，脑出血治疗以内科对症支持治疗为主，恢复后也要避免使用抗凝剂，慎用抗血小板类药物，部分血管炎患者使用环磷酰胺有效，短暂性神经症状发作者可采用抗癫痫治疗。

（3）对于并发出血者以内科保守治疗为主，出血大者可行血肿清除术。

（4）本病病程 5～19 年。

（二）中医诊治

【辨证施治】

1. 血浊证

［临床表现］脑叶出血，记忆力减退，思维迟钝，或欲结瘤，舌暗脉涩、弦或微沉。

［治则］清血化浊，行血醒脑。

［方药］化浊行血汤加减。

2. 脑瘀阻滞

［临床表现］脑叶出血，口舌㖞斜，语言謇涩或见偏身麻木，舌质暗脉涩。

［治则］化瘀通脑，活络行滞。

［方药］通脑活络汤加减。

［常用中成药］血府逐瘀胶囊。

3. 痰瘀互结

［临床表现］脑叶出血，可见肢体麻木沉重，刺痛不移，舌暗苔厚，脉涩。

［治则］化痰祛瘀。

［方药］双海散结汤加减。

［常用中成药］血府逐瘀胶囊。

三、皮质下动脉硬化性脑病

（一）西医诊治

【临床表现】

（1）好发年龄为55～75岁，男女同样受累。

（2）急性、亚急性或慢性起病，出现脑卒中的症状和体征。

（3）病情在5～10年内缓慢进展，期间可有相对平稳、停止进展或一定好转。

（4）运动系统受累的表现：步态异常、轻偏瘫、手笨拙、下肢肌张力增高、腱反射亢进及双侧病理反射阳性。

（5）锥体外系受累的表现：震颤、手足徐动、肢体肌紧张异常、半侧舞蹈症、颈肌张力增高、四肢肌张力呈齿轮或铅管样增高。

（6）假性球麻痹的表现：可有构音障碍、饮水呛咳、吞咽困难、强哭或强笑、出现掌颌反射阳性、下颌反射亢进。

（7）认知功能障碍：近记忆力减退、判断和理解力减退、定向力障碍、熟练的技巧退化、生活自理能力减退。

（8）言语和情感障碍：可有不同类型的失语失认失用，可表现为抑郁焦虑欣快以及发作性谵妄状态。

（9）辅助检查

①头颅 CT 扫描的影像学特征

a. 侧脑室周围散在的斑片状低密度，其中一些不规则病灶可向邻近的白质扩展。

b. 放射冠和半卵圆中心内的病灶与侧脑室周围的低密度病灶不连接。

c. 基底节、丘脑、脑桥及小脑可见多发性的腔隙状态。

d. 脑室扩大、脑沟增宽、呈轻度脑积水的改变。

②头颅 MRI 检查的影像学特征

a. 侧脑室深部及半卵圆中心白质散在分布的异常信号，形状不规则、边界不清楚，但无占位效应。

b. T_1 加权像病灶呈低信号。

c. T_2 加权像病灶呈高信号。

d. 矢状位检查胼胝体内无异常信号。

e. 脑室系统及各个脑室明显扩大，脑沟增宽、加深，有脑萎缩的改变。

③神经心理学检查有痴呆表现。

【西医诊断要点】

（1）中老年期出现进展缓慢性痴呆，智能呈阶梯状、斑片样减退。同时伴高血压、动脉硬化、反复卒中发作、糖尿病和心脏病等危险因素。

（2）中枢神经受累的症状和体征，可有卒中样发作、椎体束征、锥体外系症状和体征、小脑性共济失调、假性球麻痹以及帕金森综合征表现。病程较长，最长可达20余年，其中可出现临床平稳期和好转期。

（3）神经心理学改变符合皮质下痴呆的特征。

（4）颅脑 CT 显示双侧侧脑室周围及半卵圆中心白质密度减低，伴有基底节等皮质下腔隙性梗死，不同程度的脑室扩大和脑萎缩。

（5）病理改变为皮质下白质脱髓鞘、腔隙病灶和软化，U 形纤维及皮质相对完好，深穿支小动脉硬化。

【西医治疗】

1. 危险因素的治疗　防治高血压病、治疗糖尿病，对于明确诊断为糖尿病的患者进行控制饮食、降糖药物或补充胰岛素治疗。

2. 腔隙性梗死的治疗

（1）血小板功能抑制剂：对于血压平稳、无出血倾向的患者可给予阿司匹林、噻氯匹定、银杏叶类制剂等。

（2）二氢麦角碱类制剂：可选用双氢麦角碱、

尼麦角林等药物。

（3）钙离子拮抗剂：可选用尼莫地平、氟桂利嗪等药物。

3. 血管性痴呆的治疗

（1）改善脑循环的药物：可选用己酮可可碱、丁咯地尔等药物。

（2）改善脑代谢的药物：可选都可喜口服、脑活素、爱维治静脉滴注。

（3）增强记忆力的药物：可选吡拉西坦、茴拉西坦、艾地苯醌、石杉碱甲等。

4. 康复治疗　如增强注意力、增加记忆力、改善计算力等训练。

（二）中医诊治

【辨证施治】

1. 肝阳上亢

[临床表现] 进行性痴呆，轻偏瘫，眩晕，耳鸣，头目胀痛，头重脚轻，舌边红苔薄黄，脉弦或弦细数。

[治则] 平肝潜阳。

[方药] 建瓴汤加减。

[常用中成药] 天麻丸。

2. 肝风内动

[临床表现] 进行性痴呆，轻偏瘫，眩晕头痛，口眼㖞斜，面部觉麻木。舌红绛干燥，脉多弦数兼滑。

［治则］平肝熄风。

［方药］天麻钩藤饮加减。

［常用中成药］天麻丸。

3. 脑瘀阻滞

［临床表现］口舌㖞斜，语言謇涩，时有头痛，痛有定处，舌暗，脉涩。

［治则］化瘀通脑，活络行滞。

［方药］通脑活络汤加减。

［常用中成药］血府逐瘀胶囊。

4. 清阳不升

［临床表现］头晕眼花，视物不清，耳鸣耳聋，多寐倦怠，舌淡嫩苔白，脉弱或虚。

［治则］健脾益气，升阳益胃。

［方药］益气聪明汤加减。

四、血管性痴呆

（一）西医诊治

【临床表现】

1. 多梗死性痴呆　最常见，主要为脑皮质和皮质下血管区多发梗死所致的痴呆，常有高血压、动脉硬化、反复、多次缺血性脑血管事件发作。多突然（数天至数周）发作、加重波动性的认知功能障碍，每次发作后遗留部分神经精神症状，最终发展为全面严重的智力衰退，常见一侧感觉运动功能障碍，突发的认知功能损害、失语、失认、失用、视空间或结构障碍，多伴有一定程度的执行能力受损，缺乏目标性、主动性、计划性、组织能力抽象思维能力减退。

2. 关键部位梗死性痴呆 是与高级皮质功能有关的特殊关键部位缺血性病变引起的梗死所致的痴呆。这些损害常为局灶性的小病变，可位于皮质或皮质下。皮质部位有海马、角回和扣带回。皮质下部位可有丘脑、穹窿、基底节等。可出现记忆障碍、淡漠、缺乏主动性和忍耐力、发音困难、意识障碍。

3. 皮质下血管性痴呆或小血管性痴呆 皮质下血管性痴呆包括腔隙状态和 Binswanger 病，与小血管病变有关，以腔隙性梗死、局灶和弥散的缺血性白质病变和不完全性缺血性损伤为特征。皮质下血管性痴呆多发生于前额皮质下区域。皮质下综合征为主要临床表现，如纯运动性偏瘫、延髓体征、构音障碍、步态障碍、抑郁情绪不稳、执行功能缺失明显。影像学见多灶腔隙和广泛的白质损害，而临床可仅表现为持续时间较长的 TIA 或多发的 TIA（小卒中多见），不遗留神经症状或仅有轻微的局灶表现（如漂浮感、反射不对称、步态障碍等）。影像学检查对于诊断此型较为重要。

本型还常见早期认知综合征，皮质下血管性痴呆早期认知综合征特点：①执行障碍综合征，包括信息加工减慢。②记忆障碍（可轻度）。③行为异常及精神症状。执行功能减退，包括制定目标、主动性、计划性、组织性、排序和执行能力、抽象思维能力等，记忆障碍相对于阿尔茨海默病较轻。特点是回忆损害明显而再认和提示再认功能相对保持完好，遗忘不太严重；行为异常和精神症状包括抑郁、人格改变、情绪不稳、情感淡漠、迟钝、尿便失禁及精神运动迟缓。起病常隐袭，病程进展缓慢，逐渐加重。

【西医诊断要点】

（1）既往脑卒中病史，病程渐进性，Hachinski 缺血量表计分≥7 分，有神经系统发病的症状体征。目前国内外有 4 种标准，共同诊断步骤如下：先确定有无痴呆、再确定脑血管病尤其是卒中是否存在、然后确定痴呆是否与脑血管病有关，应注意血管性痴呆的记忆力减退并非主要症状，可有严重认知功能损害，本病患者常因执行功能障碍影响生活质量。

（2）常合并有高血压、糖尿病、冠心病、高脂血症。

（3）颅脑 CT 见不同部位梗死灶及白质疏松，表现为相应部位低密度，脑部 MRI 显示为相应部位的长 T_1 长 T_2 信号，病灶周围见局限性脑萎缩。

【西医鉴别诊断】

1. 阿尔茨海默病 临床表现有相似之处，阿尔茨海默病（AD）以记忆障碍为主，病情发展有阶段性，血管性痴呆（VD）以执行功能障碍为主，脑血管病的病史及神经影像学改变可鉴别血管性痴呆

2. 正常颅压脑积水 血管性痴呆出现脑萎缩或脑室扩大需与正常颅压脑积水鉴别，后者表现为进行性智力衰退、共济失调步态、尿失禁三大主征，发病隐匿无明确卒中史，影像学缺乏脑梗死的证据而主要是脑室扩大。应密切结合 CT、MRI。

【西医治疗】

（1）治疗卒中和认知障碍的危险因素，如高血压、高血脂、糖尿病、心血管疾病控制，戒烟。预防卒中再发如抗血小板治疗、抗凝治疗必要时行颈动脉内膜剥离术。

（2）改善认知功能症状，尼莫地平、胞二磷胆碱、美金刚、丙戊茶碱、银杏叶制剂、脑活素对血管性痴呆症状缓解有一定疗效，胆碱酯酶抑制剂如多奈哌齐、艾斯仑、加兰他敏亦有疗效等。

（3）控制精神及行为异常的药物：激动或狂躁：氟哌啶醇、奋乃静等；抑郁或焦虑：百忧解、赛乐特等。

（二）中医诊治

【辨证施治】

1. 脑萎髓空

［临床表现］喜怒无常，记忆减退，精神萎靡，腰膝酸软，舌体瘦质偏红而苔少，脉细数。

［治则］填精补髓，温阳益脑。

［方药］益脑填髓汤加减。

2. 脾肾阳虚

［临床表现］记忆减退，形寒肢冷，消瘦神疲，

舌质淡胖而有齿痕，脉沉迟细弱。

[治则] 温补脾肾。

[方药] 新定拯阳理劳汤和安肾汤加减。

3. 痰蒙神窍

[临床表现] 神情痴呆，抑郁，朦胧昏昧，苔腻脉滑。

[治则] 化痰开窍。

[方药] 礞石滚痰丸加减。

[常用中成药] 礞石滚痰丸。

4. 脑瘀阻滞

[临床表现] 记忆减退，口舌㖞斜，语言謇涩，时有头痛，痛有定处，舌暗，脉涩。

[治则] 化瘀通脑，活络行滞。

[方药] 通脑活络汤加减。

[常用中成药] 血府逐瘀胶囊。

5. 痰瘀互结

[临床表现] 记忆减退，肢体麻木沉重、刺痛不移，甚见神识不清，舌暗苔腻，脉涩。

[治则] 化痰祛瘀。

[方药] 双海散结汤加减。

[常用中成药] 血府逐瘀胶囊。

第四章

Chapter

颅内感染性疾病

第一节 化脓性脑膜炎

（一）西医诊治

【临床表现】

（1）暴发性或急性起病。

（2）感染症状：发热、畏寒及上呼吸道感染症状。

（3）颅内压增高表现：剧烈头痛、呕吐、抽搐。

（4）脑膜刺激征：颈项强直、凯尔尼格征、布鲁津斯基征阳性。

（5）脑实质受累出现意识障碍、精神障碍。

婴幼儿、老年人、免疫功能低下的患者可仅有低热、轻度行为改变和轻微的脑膜炎体征，近半数患者在病程的一定阶段会出现癫痫发作。

【辅助检查】

血常规见白细胞总数、中性粒细胞均明显增高；脑脊液检查：压力增高、外观浑浊呈脓性、白细胞总数增多、多形核粒细胞占绝对优势，蛋白含量增高，糖和氯化物含量降低，IgG、IgM 明显增高，若病菌含量高（病菌数达 104/ml）时可通过细菌涂片检出病原菌，重视病原菌的培养；影像学检查随病情进展，MRI 的 T_1 加权像见蛛网膜下腔不对称，信号略高，增强后呈不规则强化，T_2 加权见脑膜和脑皮质信号增高，质子密度像基底池渗出液与邻近脑实质相比呈相对高信号。

【西医诊断要点】

急性起病，高热、头痛、呕吐、意识障碍、抽搐以及脑膜刺激征，脑脊液以中性粒细胞增多为主的炎性变化即可考虑本病。细菌涂片检出病原菌和病菌培养阳性的可确定诊断。脑脊液检查还有助于确定致病菌种并针对性选用抗生素。

【西医鉴别诊断】

当脑脊液糖含量降低，乳酸、乳酸脱氢酶含量增高和 pH 降低时，与病毒性脑膜炎鉴别，若白细胞总数增多，多形核粒细胞占绝对优势，与结核性、真菌性脑膜炎鉴别；有时因临床表现不典型或抗菌药物不规范的使用，使脑膜炎的鉴别诊断有一定困难。反复多次的病原菌检查才可明确表现不典型的病例。

【西医治疗】

首先针对病原微生物选取足量敏感的抗生素，防止感染性休克、维持血压、防止脑疝。

1. 抗菌治疗　未明确病原菌时，可选广谱抗生素。氨苄西林对脑膜炎球菌、肺炎球菌和流感杆菌均有效，每日剂量150mg/kg，分次静脉滴注可迅速提高血药浓度和脑脊液药物浓度。病原微生物明确时针对性使用抗生素。

（1）脑膜炎球菌脑膜炎（流行性脑脊髓膜炎）首选磺胺类药物如磺胺嘧啶、磺胺异噁唑，首次剂量50～100mg/kg，分4次静脉滴注，同时给予等量的碳酸氢钠和足够水分碱化尿液，减少药物结晶析出，防止尿少、尿闭和血尿，治疗48小时临床症状仍无改善，及时更换其他抗菌药。暴发型脑脊髓膜炎，大剂量青霉素（每日600万～1200万U）或氯霉素（每日剂量4g），分次静脉滴注。

（2）流感嗜血杆菌脑膜炎首选氨苄西林。

（3）肺炎球菌脑膜炎：首选青霉素每日800万～1200万U，分次静脉滴注，2周为一疗程，也可选氨苄西林，青霉素过敏可选用氯霉素、新一代头孢类抗生素。

（4）肠道革兰阴性杆菌脑膜炎，以大肠杆菌最多见，其次为肺炎杆菌、绿脓杆菌，选用氨苄西林、头孢类抗生素，联合应用庆大霉素或卡那霉素，庆大霉素3～5mg/kg，丁胺卡那霉素15mg/kg。

2. 激素 儿童患者应加用地塞米松0.6mg/（kg·d），静脉滴注，连用3～5天，可减少儿童听力受损及其他神经系统后遗症的发生率。对暴发性感染的成人患者如伴有颅高压，严重菌血症及急性肾上腺功能不全，也应使用糖皮质激素，一般为地塞米松 10～20mg/d，静脉滴注，连用 3～5 天。

3. 对症支持疗法 降颅内压以甘露醇 250ml。视情况可每 4、6 或 8 小时一次，快速静脉滴注，高热与物理降温或使用退热剂，惊厥者予苯巴比妥钠 5～7mg/kg，肌内注射。

4. 手术治疗 合并颅内脓肿者若颅压较高不能及时改善症状，则有必要行立体定向脓肿抽吸术，或开颅清除脓肿，或在短期内实施脑室引流。

（二）中医诊治

【辨证施治】

1. 风痰阻络

[临床表现] 畏寒、发热，头痛、呕吐、头晕目眩、肢体麻木、舌强不语、舌苔厚腻，脉弦滑。

[治则] 祛风化痰，疏经通络。

[方药] 牵正散或续命汤加减。

2. 痰火扰神

[临床表现] 畏寒发热，头痛呕吐，烦躁不寐，甚则狂躁妄动，便秘尿黄，舌红苔黄腻，脉滑数。

[治则] 涤痰清火，潜镇安神。

[方药] 当归龙荟丸合生铁落饮加减。

[常用中成药] 当归龙荟丸。

3. 痰蒙神窍

[临床表现] 畏寒发热，头痛呕吐，神情痴呆，朦胧昏昧，苔腻，脉滑。

［治则］化痰开窍。

［方药］礞石滚痰丸加减。

［常用中成药］礞石滚痰丸。

4. 脑瘀阻滞

［临床表现］畏寒发热，头痛呕吐，口舌㖞斜，语言謇涩，时有头痛，痛有定处，舌暗，脉涩。

［治则］化瘀通脑，活络行滞。

［方药］通脑活络汤加减。

［常用中成药］血府逐瘀汤。

第二节　流行性乙型脑炎

（一）西医诊治

【临床表现】

1. 流行季节　7、8、9 三个月，特别是 8 月份，南方地区可提早到 6 月份，多发生于 10 岁以下儿童。

2. 潜伏期　4～21 天，起病急骤，大多在 3～5 天内发展至高峰。

3. 症状与体征　发热、头痛、意识障碍、惊厥、脑膜刺激征。其他如失语、肢体瘫痪、肌张力与腱反射改变、锥体束征。

4. 分期

（1）按病程可分下列四期

①初热期：相当于毒血症期，约 3～4 天。发

热、头痛、呕吐、嗜睡。

②热极期：4～7天，表现为广泛脑损害症状。

③恢复期：2周内开始恢复。

④后遗症期：发病1/2～1年后仍留有神经精神障碍者称为后遗症。

（2）按病情轻重可分为以下4型

①轻型：神志清楚，体温38～39℃，轻度脑膜刺激征，7～10天内恢复。

②中型：嗜睡或浅昏迷。体温39～40℃，脑膜刺激征，短暂抽搐、锥体束征。10天内恢复。

③重型：昏迷，体温40℃以上，抽搐频繁。脑膜刺激征，可有呼吸衰竭。2～3周恢复。

④极重型（暴发型）：起病急骤，体温41℃以上，深昏迷、抽搐不止。1周内因严重脑水肿导致脑疝造成呼吸衰竭死亡。

5. 辅助检查

（1）血常规：白细胞总数增高，（10～20）×10^9/L，中性粒细胞增多为主，并有左移现象。嗜酸性粒细胞减少。

（2）脑脊液：压力轻度增高，白细胞数增加大（50～500）×10^6/L，早期以中性粒细胞为主，4～5天后转为淋巴细胞增多为主，蛋白质增高。

（3）血清学检查：补体结合试验，发病4周后达高峰，大于4：1有诊断价值。血凝抑制试验检测IgM抗体，起病后5～7天出现阳性，2周达高峰。

【西医诊断要点】

（1）流行季节发病，急性起病，好发于 7、8、9 三个月，少年儿童及青少年突然起病。

（2）发热、头痛、抽搐、脑膜刺激征及神经系统症状、体征。

（3）脑脊液、血清学检查可资诊断。

【西医治疗】

1. 降温　物理降温，亚冬眠疗法。

2. 镇静　地西泮 10mg 肌内注射或静脉注射、癫痫持续状态可用地西泮 100mg 静脉注射。10% 水合氯醛 10～30ml 鼻饲或保留灌肠等。

3. 脱水　20% 甘露醇、呋塞米等。重型和极重型患者可用肾上腺皮质激素。

4. 呼吸衰竭处理　翻身拍背、吸痰、必要时行气管切开。

5. 其他　抗生素，促进脑细胞代谢、改善脑细胞功能的药物。

（二）中医诊治

【辨证施治】

1. 肝阳上亢

［临床表现］眩晕耳鸣，头痛烦躁，面红目赤，舌边红苔薄黄，脉弦或弦细数。

［治则］平肝潜阳。

［方药］建瓴汤加减。

［常用中成药］天麻丸。

2. 痰蒙神窍

[临床表现] 发热头痛，抽搐，痴呆昏昧，苔腻，脉滑。

[治则] 化痰开窍。

[方药] 礞石滚痰丸加减。

[常用中成药] 礞石滚痰丸。

3. 脑瘀阻滞

[临床表现] 发热抽搐，口舌㖞斜，语言謇涩，头痛、痛有定处，舌暗，脉涩。

[治则] 化瘀通脑，活络行滞。

[方药] 通脑活络汤加减。

[常用中成药] 血府逐瘀胶囊。

4. 气血两虚

[临床表现] 发热头痛，抽搐，神疲乏力，舌淡而嫩，脉细数无力。

[治则] 调理脾胃，气血双补。

[方药] 八珍汤加减。

[常用中成药] 归脾丸。

第三节　单纯疱疹病毒性脑膜炎

（一）西医诊治

【临床表现】

1. I型疱疹病毒性脑炎　无季节、地区性，无性别差异。

（1）急性起病，病程长短不一，25% 患者有口唇疱疹病史。

（2）头痛、发热、上呼吸道感染等前驱症状。

（3）首发症状可见精神、行为异常。

（4）神经功能受损如偏盲、偏瘫、眼肌麻痹两侧多不对称，还可见锥体外系表现如扭转、手足徐动或舞蹈样多动。

（5）意识障碍　可见嗜睡昏迷。

（6）不同形式癫痫发作。

（7）肌张力增高、腱反射亢进。

（8）颅内压增高。

2. Ⅱ型疱疹病毒性脑炎　多见于新生儿、青少年。

（1）急性起病。

（2）表现为肝脏、肺脏等广泛的内脏坏死和弥漫性的脑损害患儿易出现难喂养、易激惹、嗜睡，局灶性或全身性抽搐。

（3）子宫内胎儿感染可造成婴儿先天性畸形，如精神迟滞、小头畸形、小眼球、视网膜发育不全，新生儿发病后死亡率最高。

（4）急性期、恢复期的血清抗体增高 4 倍以上，IgG、IgM 升高。

（5）脑电图、颅脑 CT 改变。

3. 辅助检查

（1）脑脊液：感染早期，5% ~10% 患者脑脊液正常，多数颅内压轻至中度增高，白细胞数（50 ~ 500）×10^6/L，以淋巴细胞或单核细胞为主，某些患者早期多形核粒细胞占优势但随后也可转为淋巴细胞占优势；红细胞增多一般在（50～1000）×10^6/L 之间，蛋白质含量可高于正常，多低于 1.5 g/L，偶尔高达 10g/L，糖和氯化物多正常。

（2）脑电图：早期即有脑电图异常，76%～81% 为局灶性脑电异常，常表现为病变区域局灶性慢波，以后在慢波背景上出现局灶性周期性棘慢综合波，最有价值的改变是双侧脑电波不对称和以颞叶为中心的局灶性脑电波异常。

（3）影像学检查：CT 扫描颞叶或以颞叶为中心波及额叶的低密度病灶是本病的特征性改变，病灶边界不清，有占位效应，其中可见不规则高密度点、片状出血，病灶可呈不规则线状增强，MRI 早期 T_2 加权像在颞叶和额叶底面可见边界清楚的高信号区。90% 本病患者发病一周后出现上述影像学改变，但发病第一周 CT、MRI 多正常。

（4）HSV 或 HSV 抗原检测，应用聚合酶连反应（PCR）是本病早期快速诊断的常用方法，但必须保持标本不被污染；HSV 抗体测定：诊断标准为双份脑脊液抗体有增高趋势，滴度 1∶80 以上、双份脑脊液抗体 4 倍以上升高、血与脑脊液的抗体比值＜40。

【西医诊断要点】

（1）口唇或生殖器疱疹史，或本次发病前有皮肤、黏膜疱疹。

（2）起病急，病情重，前驱症状多表现为发热、咳嗽。

（3）脑实质损害如意识障碍、精神症状、癫痫和肢体瘫痪。

（4）脑脊液常规检查符合病毒感染特点。

（5）脑电图提示有局灶性慢波及癫痫样放电。

（6）影像学（CT MRI）显示额、颞叶软化病灶。

（7）双份血清和脑脊液抗体检查有显著变化趋势。

（8）病毒学检查阳性。

前5项改变即可诊断，后3项异常更支持诊断。

【西医鉴别诊断】

1. 其他病毒性脑炎　包括乙型病毒脑炎、腮腺炎病毒脑炎、麻疹病毒脑炎，除临床表现差异外，主要依靠血清或脑脊液病毒抗原、抗体检查。

2. 脑脓肿　除颅内脓肿外尚有身体其他部位存在化脓性病灶，颅内压增高并有脑局灶性损害特征，病情进展缓慢，脑脊液蛋白较高。增强后的脑CT显示特征性的脓肿腔。

【西医治疗】

1. 抗病毒治疗　阿昔洛韦（无环鸟苷）是目前治疗本病的首选药物，抑制病毒 DNA 聚合酶，每次 $10 \sim 15mg/kg$，每日 $2 \sim 3$ 次静脉滴注，连用 $10 \sim 21$ 天，不要因等待病毒学结果而延误用药；喷昔洛韦、泛昔洛韦为高度选择性抗疱疹病毒药物，泛昔洛韦为片剂或胶囊，每次 250～500mg，每日 3 次，7 天一疗程。

2. 肾上腺皮质类固醇　能控制炎症反应、减轻水肿，多采用早期、大量、短程给药原则，地塞米松：重症疱疹病毒性脑膜炎常用，临床多用 10～20mg/d，每日 1 次，静脉滴注，连用 10～14 天，而后可改为口服泼尼松 30～50mg，每日 1 次，病情稳定后每 3 天减 5～10mg，直至停止；甲泼尼龙：抗炎作用最强激素，本病重症时可用冲击疗法，用量 500～1000mg，每日 1 次，静脉滴注，连续 3 天，而后改为口服泼尼松 30～50mg，每日上午 1 次，以后 3～5 天减 5～10mg，直至停止。

3. 抗菌治疗　合并细菌感染时应根据药敏结果选用相应抗生素，如出现真菌感染尽早启动抗真菌治疗。

4. 对症支持治疗　对高热、抽搐、精神症状或颅内压增高者，可分别予降温、抗癫痫、镇静和脱水降低颅压治疗，可配合胞二磷胆碱营养神经细胞。对昏迷患者应保持呼吸道通畅并维持水、电解质平衡，予营养代谢支持治疗，加强口腔和皮肤护理，防止褥疮、下呼吸道感染和泌尿系统感染，恢复期可采用理疗、按摩、针灸等帮助肢体功能恢复。

5. 预后　预后取决于治疗是否及时和疾病的严重程度，本病未经抗病毒治疗、治疗不及时或治疗不充分，以及病情严重的患者预后不良，死亡率高达 60%～80%。发病数日内及时给予足量的抗病毒药物治疗，多数患者可治愈。但约 10% 的患者可能留有不同程度的精神智力障碍、癫痫、瘫痪等后遗症。因此，本病的治疗强调早期诊断和早期治疗。

（二）中医诊治

【辨证施治】

1. 肝阳上亢

［临床表现］发热头痛，眩晕耳鸣，面红目赤，烦躁易怒，舌边红苔薄黄，脉弦或弦细数。

［治则］平肝潜阳。

［方药］建瓴汤加减。

［常用中成药］天麻丸。

2. 痰蒙神窍

［临床表现］发热头痛，呕吐，抽搐，痴呆昏昧，舌红苔腻，脉滑。

［治则］化痰开窍。

［方药］礞石滚痰丸加减。

［常用中成药］礞石滚痰丸。

3. 脑瘀阻滞

［临床表现］发热乏力，呕吐抽搐，时有头痛，痛有定处，舌暗，脉涩。

［治则］化瘀通脑，活络行滞。

［方药］通脑活络汤加减。

［常用中成药］血府逐瘀胶囊。

4. 气血两虚

［临床表现］神疲乏力，面色无华，心悸失眠，

舌淡而嫩，脉细数无力。

[治则] 调理脾胃，气血双补。

[方药] 八珍汤加减。

[常用中成药] 归脾丸。

第四节 脑干脑炎

（一）西医诊治

【临床表现】

1. 症状

（1）发病前 1 个月常有感染史，以上呼吸道感染最多，其次是腹泻、口唇疱疹。

（2）多数急性起病，2 周内达高峰，少数呈亚急性经过，2～4 周达高峰。

（3）临床分期

①先兆期：全身不适、低热、头痛，少数伴呕吐。

②进展期：出现脑干损害症状，呈进行性加重，脑干病变向上下扩展。

③高峰期：脑干损害征达最严重程度。

④恢复期：脑干损害征多在 2～3 周内逐渐改善，在恢复后期可出现锥体外系等症状，持续 2 周或更长时间后才消失。

2. 体征 周围性脑神经损害：脑干一侧或两侧脑神经核受损所致，最易受损的脑神经依次为展神经、面神经、舌咽神经、迷走神经、动眼神经、三叉神经、滑车神经、舌下神经、听神经和副神经；出现瘫痪；偏身感觉障碍；共济失调；眼球震颤；注视麻痹；霍纳综合征。

3. 辅助检查

（1）脑脊液：压力正常，少数白细胞及蛋白定量轻度增高。

（2）诱发电位：脑干听觉诱发电位异常。

（3）CT MRI：脑干感染或脱髓鞘性改变。

【西医诊断要点】

（1）发病前有感染史，临床表现为交叉性麻痹。

（2）脑脊液、诱发电位、CT、MRI 阳性改变。

【西医治疗】

1. 肾上腺皮质激素 地塞米松 10mg/d，静脉注射，连用 2 周后减量；泼尼松 30～60mg/d，顿服或分次口服，连用 2～3 周。

2. 抗感染治疗

（1）抗生素：可选青霉素、氯霉素及头孢菌素等。

（2）抗病毒：①无环鸟苷：成人每次 5～10mg/kg，每 8 小时 1 次，7～10 日为一疗程。②阿糖胞苷：抑制 DNA 多聚酶，阻碍病毒复制，成人 1～2mg/（kg·d），静脉注射，7～10 日为一疗程。③阿糖腺苷：抑制 DNA 及 RNA 多聚酶，5～10mg/（kg·d），静脉滴注，6～12 小时滴完，5～10 日为一疗程。④阿糖腺嘌呤：作用机制同阿糖腺苷，剂量为 10~15 mg/（kg·d），静脉滴注，12 小时滴完，10 天一疗程。⑤核酸酶、核糖核酸酶和脱氧核糖核酸酶可通过血脑屏障，选择性抑制 DNA、RNA 的合成，干扰病毒复制。成人每次 30mg 肌内注射，4~6 小时/次，14 日一疗程。⑥双黄连注射液：中药制剂，成人用量 3g/d，静脉注射，2~3 周为一疗程。

3. 营养支持　吞咽困难者给予鼻饲。

（二）中医诊治

【辨证施治】

1. 肝阳上亢

[临床表现] 交叉瘫痪，眩晕耳鸣，头重脚轻，面红目赤，烦躁易怒，失眠多梦，舌边红苔薄黄，脉弦或弦细数。

[治则] 平肝潜阳。

[方药] 建瓴汤加减。

[常用中成药] 天麻丸。

2. 痰蒙神窍

[临床表现] 交叉瘫痪，神情痴呆，抑郁，朦胧昏昧，苔腻，脉滑。

[治则] 化痰开窍。

[方药] 礞石滚痰丸加减。

[常用中成药] 礞石滚痰丸。

3. 脑瘀阻滞

[临床表现] 交叉瘫痪，口舌㖞斜，语言謇涩，

时有头痛，痛有定处，舌暗，脉涩。

[治则] 化瘀通脑，活络行滞。

[方药] 通脑活络汤加减。

[常用中成药] 血府逐瘀胶囊。

4. 气血两虚

[临床表现] 交叉瘫痪，神疲乏力，面色无华，舌淡而嫩，脉细数无力。

[治则] 调理脾胃，气血双补。

[方药] 八珍汤加减。

[常用中成药] 归脾丸。

第五节　脑脓肿

（一）西医诊治

【临床表现】

1. 急性感染性症状　发热、头痛、全身乏力、食欲不振、脉搏频数、肌肉酸痛，嗜睡倦怠。

2. 颅内压增高症状　头痛、呕吐、精神和意识障碍，半数病例有视乳头水肿、血压增高、脉搏缓慢、脉压增宽、呼吸变慢。

3. 潜伏型　轻度头痛、精神和行为改变、记忆力减退、嗜睡等。

4. 脑瘤型　脑膜形成较好，病情发展缓慢，临床表现很像脑瘤。

5. 混合型　临床表现多样，不能归入上述任何一类。

6. 辅助检查

（1）脑脊液：压力增高或正常，急性化脓性脑炎阶段以中性粒细胞为主，潜伏期或脓肿形成期细胞数轻度增加，且以淋巴细胞为主。蛋白质增加，糖和氯化物无特殊改变。

（2）X线平片：颅内高压征象，脓肿包括钙化影或脓肿内积气，钙化松果体向对侧移位。

（3）脑电图：患侧大脑半球局灶性慢波，潜伏型脓肿病灶附近高电位的 α 波和 β 波及棘波。

（4）脑血管造影：脓肿区无血管或少血管，血管移位。

（5）CT：均匀低密度区，注射造影剂后脓肿周围有宽窄不等的密度增强带，称为"环状增影"，是脑脓肿的特征。

（6）MRI：占位性病变。

【西医诊断要点】

（1）化脓性感染病灶，患者可有中耳炎乳突炎、败血症。

（2）颅内占位病变，颅内压增高、脑局灶性症状。

（3）病程中曾有全身感染的表现，可见发热、寒战、血沉增快、白细胞升高或左移。

【西医治疗】

1. 内科治疗

（1）抗炎：针对脓肿的致病微生物根据药敏

选药。

（2）脱水降颅压：慎用肾上腺糖皮质激素。

（3）支持及对症治疗。

2. 外科手术 反复穿刺吸引、引流或脓肿切除术。

（二）中医诊治

【辨证施治】

1. 脑瘀阻滞

［临床表现］发热呕吐，肌肉酸痛，口舌㖞斜，语言謇涩，头痛，痛有定处，舌暗，脉涩。

［治则］化瘀通脑，活络行滞。

［方药］通脑活络汤加减。

［常用中成药］血府逐瘀胶囊。

2. 痰蒙神窍

［临床表现］发热头痛，肌肉酸痛，呕吐，意识朦胧，苔腻脉滑。

［治则］化痰开窍。

［方药］礞石滚痰丸加减。

［常用中成药］礞石滚痰丸。

3. 脑神紊乱

［临床表现］发热头痛，肌肉酸痛，呕吐，心神不宁，失眠健忘多梦，易恐易惊，舌淡苔薄白，脉缓细数。

［治则］宁脑安神，畅达气机。

［方药］宁脑安神汤加减。

4. 风热疫毒

［临床表现］发热头痛，肌肉酸痛，头痛呕吐，意识障碍，舌淡红苔薄黄，脉浮数。

［治则］疏散风邪，清热解毒。

［方药］普济消毒饮加减。

5. 气血两虚

［临床表现］发热头痛，肌肉酸痛，呕吐，神疲乏力，面色无华，心悸失眠，舌淡而嫩，脉细数无力。

［治则］调理脾胃，气血双补。

［方药］八珍汤加减。

［常用中成药］归脾丸。

第五章

Chapter

脑部发作性疾病

第一节 癫痫

（一）西医诊治

【发作时的临床表现】

所有类型癫痫都具备发作性、短暂性、重复性、刻板性。发作性指癫痫突然发生，持续一段时间后迅速恢复，间歇期正常；短暂性指患者发作持续时间短，除癫痫持续状态外，很少超过半小时；重复性指癫痫都有反复发作的特征，仅发作一次不能诊为本病；刻板性指每种类型发作的临床表现几乎一致。

但具体到每种类型癫痫，又各有特点。

1. 全身性发作 发作初期就有意识丧失，脑电图多提示发作起源于双侧脑部。

（1）全身强直－痉挛性发作：意识丧失、双侧强直后紧接着阵挛的序列活动为主要临床特点，早期意识丧失、跌倒，随后发作分3期：①强直期－表现为全身骨骼肌持续收缩，眼肌收缩出现眼睑上

牵、眼球上翻或凝视、咀嚼肌收缩出现口强张猛烈
闭合可咬伤舌尖、喉肌和呼吸肌强直性收缩致患者
时有尖叫，呼吸可暂停，颈部和躯干肌肉的强直性
收缩使颈和躯干先屈曲后反张，上肢由上举后旋转
为内收前旋，下肢先屈曲后猛烈伸直，持续 10 ~ 20
秒后进入阵挛期。②阵挛期：患者每次阵挛都有短
暂间歇，阵挛频率逐渐变慢，间歇期延长，在一次
剧烈阵挛后发作停止，进入发作后期，以上两期均
伴有呼吸停止、血压升高、瞳孔扩大、唾液和其他
分泌物增多。③发作后期：尚有短暂痉挛，可见牙
关紧闭、大小便失禁，呼吸首先恢复，随后瞳孔、
血压、心率渐至正常，肌张力松弛，意识逐渐恢复，
从发作到意识恢复约历时 5 ~ 15 分钟，醒后患者常
感头痛、全身酸痛、嗜睡，部分患者有意识模糊，
若在此时约束患者可能发生伤人和自伤。

（2）**强直性发作**：表现与强直 - 阵挛性发作中
强直期相似的全身骨骼肌强直性收缩，伴自主神经
症状如面色苍白。

（3）**阵挛性发作**。反见于婴儿，以发作时全身
肌肉重复阵发抽动而没有强直为特征。

（4）**失神发作**：突然发生和突然终止的意识丧
失，典型表现为活动突然停止、发呆、呼之不应、
手中物体落地，部分患者可机械重复原有的简单动
作，每天可发作数十上百次，发作后立即清醒，醒
后不能回忆，而不典型失神发作的起始和终止均较

典型失神缓慢，除意识丧失外还伴有肌张力降低、偶有肌阵挛。

（5）肌阵挛性发作：表现为快速、短暂、触电样肌肉收缩，可遍及全身也可限于某个肌群。

（6）失张力发作：肌张力突然丧失，患者可跌仆，局限性肌张力丧失可仅引起患者头或肢体下垂。

2. 部分性发作　包括单纯部分性、复杂部分性、部分性继发全身性发作三类。后者系神经元异常放电从局部扩展到双侧脑部时出现的临床发作。

（1）单纯部分性发作：具有癫痫共性，发作时意识始终存在，发作后能复述发作的生动细节是单纯部分性发作的特点。

①运动性发作：身体某一局部不自主抽动，多见于一侧眼睑、口角、手或足趾，也可涉及一侧面部或肢体，严重发作可以留短暂性肢体瘫痪，也叫Todd麻痹，局部抽搐偶可持续数小时或更长，称为持续性部分性癫痫。异常运动从局部开始，沿皮层功能区移动，如从手指－腕部－前臂－肘－肩－口角－面部逐渐发展，称为Jackson发作；有时见旋转性发作，表现为双眼突然向一侧偏斜，继之头部不自主同向运动伴身体扭转，但很少超过180°，部分患者过度的旋转可引起跌倒，出现继发性全身性发作。

②姿势性发作：发作性一侧上肢外展、肘部屈曲、头向同侧扭转、眼睛注视着同侧。

③语言性发作：不自主重复发作前的单音或单

词偶可有语言抑制。

④感觉性发作：表现为一侧面部、肢体或躯干的麻木刺痛，眩晕性发作表现为坠落感、飘动感，特殊性感觉发作则出现味嗅视听觉幻觉。

⑤自主神经性发作：表现为上腹部不适、恶心、呕吐、面色苍白、出汗、竖毛、瞳孔散大。

⑥精神症状性发作：表现为各种类型的遗忘症、情感异常、错觉、复杂幻觉。

（2）复杂部分性发作：主要伴意识障碍，发作时患者对外界刺激没反应，发作后不能或部分不能复述发作的细节，有四种类型：①自动型患者出现看似有目的、实则无目的的行为异常，如反复咂嘴、咀嚼、摸索衣服、游走奔跑、叫喊唱歌，发作后患者意识模糊，常有头晕，不能回忆发作时的情况。②仅有意识障碍，应与失神相鉴别。③先有单纯部分性发作，继而出现意识障碍。④先有单纯部分性发作，继而出现自动症。

（3）部分继发全身性发作：先出现上述部分性发作，随之出现全身性发作，癫痫部分或全身性发作在短时间内频繁发生，全身性发作在两次发作之间意识不清楚，全身或部分性发作持续 30 分钟以上称为癫痫持续状态。

【癫痫综合征的临床表现】

癫痫综合征指有特殊病因、由特定的症状和体征组成的特定癫痫现象。

1. 与部位有关的癫痫

（1）与年龄有关的特发性癫痫

①具有中央－颞部棘波的良性儿童癫痫：好发于2～13岁，不经治疗16岁前可自愈，脑电图在中央—颞区可见一侧或双侧的局灶性棘波。

②枕区放电的良性儿童癫痫：1～14岁好发，先有视觉症状，随之出现眼肌痉挛、偏侧阵挛，也可合并全身强直－阵挛性发作及自动症，脑电图示一侧或双侧枕区有棘－慢波或尖波。

③原发性阅读性癫痫：阅读时出现下颌阵挛。常伴有手臂的痉挛，如继续阅读则会出现全身强直－阵挛性发作。

（2）症状性癫痫

①颞叶癫痫：40%以上有热性惊厥史，可为单纯或复杂部分性发作及继发全身性发作。

②额叶癫痫：也可表现为单纯或复杂部分性发作，常有继发性全身性发作。丛集性出现，每次发作时间短暂、刻板性突出、强直或姿势性发作及下肢双侧复杂的运动性自动症明显，易出现癫痫持续状态。

③顶叶癫痫：单纯部分性发作，感觉刺激症状，偶有烧灼样疼痛感。

④枕叶癫痫：伴有视觉症状的单纯部分性发作。

⑤持续性部分性癫痫：表现为持续数小时、数天甚至数年，仅影响身体某部分的节律性肌阵挛，

脑电图在中央区有局灶性棘慢波。

⑥特殊诱导模式的症状性癫痫：本体感觉引起的癫痫是指由被动或主动运动引起的癫痫发作，引起短暂性强直或部分性发作，通常出现在有大脑损伤或运动障碍的患者。伴或不伴失神的眼肌阵挛性发作的诱发因素，是在持续光线下自觉或不自觉或反射性的闭眼。

2. 全面性癫痫和癫痫综合征

（1）与年龄有关的特发性癫痫

①良性新生儿家族性惊厥：常染色体显性遗传，出生后 2～3 天发病，表现为阵挛或呼吸暂停，脑电图无特异性改变。

②良性新生儿惊厥：见于出生后 5 日左右，表现为频繁而短暂的阵挛或呼吸暂停性发作，脑电图上有尖波和 δ 波交替出现。

③良性婴儿肌阵挛性癫痫：1～2 岁发病，有癫痫家族史，表现为发作性、短暂性、全身性肌阵挛，脑电图可见阵发性棘慢波。

④儿童期失神癫痫：6～7 岁发病，女性多见，频繁的典型失神，一天多次。

⑤青少年期失神癫痫：青春早期发病，男女间无明显差异，发作频率少于儿童期失神癫痫，80% 以上出现全身强直 - 阵挛发作，脑袋图可见广泛性棘慢复合波。

⑥青少年肌阵挛性癫痫：好发于 8～18 岁表现

为肢体的阵挛性抽动，多合并全身强直－阵挛发作和失神发作。

⑦觉醒时全身强直－阵挛性癫痫：好发于11～20岁，清晨醒来或傍晚休息时发病，表现为全身强直－阵挛性发作，可伴有失神或肌阵挛发作。

（2）隐源性或症状性

① West 综合征：又称婴儿痉挛，出生后一年内发病涉及到头颈躯干或全身的频繁肌阵挛、精神发育迟滞和脑电图上高幅失律。

② Lennox－Gastaut 综合征：好发于1～8岁，少数出现在青春期，强直性发作、失张力发作、肌阵挛发作、非典型失神发作和全身强直－阵挛性发作类型并存，并见精神发育迟缓、脑电图上棘慢复合波和睡眠中10Hz 的快节律，易出现癫痫持续状态。

③有肌阵挛－失张力发作的癫痫：2～5岁发病，首次发作多为全身强直－阵挛性发作，持续数月后，出现"小运动性发作"，由肌阵挛发作、失神发作、每日发作数次的跌倒发作组成，持续1～3年，脑电图早期表现为4～7Hz 的慢波节律，以后出现规则或不规则，双侧同步的2～3Hz 棘慢复合波。

④伴有肌阵挛失神发作的癫痫：可见失神伴双侧节律性阵挛性跳动，脑电图上可见到双侧同步对称、节律性的3Hz 棘慢复合波。

【新癫痫发作类型和癫痫综合征】

1. 新发作类型

（1）非进行性脑病中的肌阵挛状态：病前多有

神经功能障碍，多数为脑病，可见或多或少较典型的部分运动性发作、肌阵挛失神及粗大的肌阵挛。特征是非常频繁或亚连续的失神、伴有面部肢体远端肌肉的阵挛。慢波睡眠中失神和肌阵挛消失。

（2）痴笑性发作：无诱因、刻板反复发作痴笑，发作发作期间脑电图有癫痫样放电，无其他病因可解释，有患者以哭为主要表现。该类型患者对抗癫痫药物耐药。

（3）持续性先兆：分 4 种亚型。①躯体感觉：波及到躯干头部及四肢感觉迟钝。②特殊感觉：视觉、听觉、嗅觉、平衡觉、味觉。③自主神经症状明显的持续性先兆。④表现为精神症状的持续性先兆。

2. 新的癫痫综合征

（1）家族性颞叶癫痫：常染色体显性遗传，多发生在青少年或成年早期，表现为颞叶起源的部分性发作，MRI 多正常，药物治疗为主。

（2）不同病灶的家族性部分癫痫：额叶和颞叶最常受累，几乎都表现为单纯或复杂部分性发作，单纯部分发作可有提示发作起源于颞叶的精神症状和口咽部幻觉，神经系统查体和影像学检查均为阴性，睡眠中更易记录到发作间期癫痫性放电。

（3）婴儿游走性部分发作：发病年龄 13 天至 7 个月，1～10 个月达高峰，早期表现为运动、自主神经症状，包括呼吸暂停、发绀、面部潮红。后期发作多样化，可从一种类型转变为另一种类型的发作，可见双眼斜视伴眼肌痉挛、眼睑抽搐、肢体痉挛、咀嚼运动、呼吸暂停、脸红流涎，两次发作期间，婴儿无精打采、流涎嗜睡、不能吞咽。

（4）惊吓性癫痫：由突然、未预料到的、通常为某种声音引起的发作，表现为惊跳，随后有一短暂不对称强直，也可有阵挛发作频繁，多数患者仅对一次刺激敏感，属于难治性癫痫。

【西医诊断要点】

1. 脑电图　癫痫性放电是人类癫痫重要特征，常规脑电图仅能记录到49.5%的癫痫放电，重复检查3次可将阳性率提高到52%，采用过度换气、闪光刺激还可进一步提高脑电图的阳性率，不能单纯依据脑电图的异常或正常来确定或否定癫痫的诊断。典型表现为棘波尖波、棘慢复合波、尖慢复合波，失神发作为3Hz的棘慢复合波，West综合征表现为无规律性的高幅慢波，混有少量的棘波，局灶性癫痫样放电多提示部分性发作，广泛性癫痫样放电多为全身性发作。

2. 诊断需遵循以下原则

（1）首先确定是否为癫痫：人类癫痫两个特点即脑电图上癫痫样放电和临床发作，病史是诊断癫痫主要依据。需了解如下几点。

①发作是否具有癫痫发作的共性。

②临床表现是否具有不同发作类型的特征，全

身强直－阵挛发作的可见意识丧失、全身抽搐；假性发作或低钙性抽搐为全身抽搐但无意识丧失，不支持诊断；失神发作为突然发生、突然终止的意识丧失，一般不跌倒，若意识丧失伴跌倒，昏厥的可能性比失神发作可能性大；自动症的特点是伴意识障碍、看似有目的实则无目的的异常行为，发作后能复述发作的细节也不支持癫痫自动症的诊断。

③患者发作具有癫痫的共性和不同类型发作的特征时，进行脑电图检查，同时除外非癫痫性发作疾病。

（2）明确癫痫发作的类型和癫痫综合征，肯定是癫痫后仔细鉴别癫痫发作的类型及明确是否为癫痫综合征，不同类型的癫痫治疗方法不同，发作类型诊断错误会导致治疗失败。如将失神发作诊断为自动症选用卡马西平会加重病情，癫痫综合征是由一组体征和症状组成的特定癫痫现象。所涉及的不仅仅是发作类型，还包含着特殊的病因、病例、预后、转归，选择药物时与其他癫痫不同。

（3）确定癫痫病因：如为继发性癫痫，确定癫痫病因，可以颅脑 CT、MRI、理化检查、同位素扫描或脑血管造影，明确脑部疾病性质。MRI 较 CT 更敏感，如果高度怀疑继发性癫痫尤其是局灶性神经系统定位体征的难治性癫痫首先考虑 MRI。

【西医鉴别诊断】

1. 假性发作 非癫痫性发作疾病，由心理障碍而非脑电紊乱引起的脑部功能异常，发作时无相应的放电样脑电图、抗癫痫药治疗无效是本病与癫痫的鉴别点。下列情况要考虑假性发作可能：①视频脑电图记录到在发作中有意识改变和双侧肢体运动或感觉表现，但脑电图无异常者。②发作没有刻板性，运动表现为非典型癫痫样抽动持续脑电图记录在不同生理条件下都无异常。③但是，10% 的假性发作可同时存在真正的癫痫，10% ~ 20% 癫痫患者伴假性发作。

2. 昏厥 为弥漫性脑部短暂缺血、缺氧所致。常有意识丧失、跌倒，以下支持昏厥诊断：①由焦虑、疼痛、见血、过分寒冷、高热诱导的发作。②站立或坐立出现的发作。③伴面色苍白、大汗者。还需注意：①昏厥与癫痫强直－阵挛性发作的区别主要是前者系脑供血不足所引起的短暂性、弥漫性缺血，因而其缺失症状多于刺激症状，肢体的无力、肌张力低下较强直、阵挛性发作多见。②昏厥与失神的发作的区别是前者常有跌倒，发生和恢复都较后者慢，有明显的发作后状态。③原发疾病的存在也有利于昏厥的诊断，心源性昏厥患者有心律失常和心脏病的体征；而脑源性昏厥有动脉硬化的佐证；原发性直立性低血压除昏厥外还有阳痿、括约肌障碍、锥体束征及坐卧位血压相差 50mmHg，排尿和咳嗽性昏厥有排尿和剧烈咳嗽的病史；低血糖引起的昏厥可测及低血糖。④昏厥患者的脑电图多数正常或仅有慢波，而癫痫病患者脑电图可见到棘波、尖波、棘慢复合波或尖慢复合波。

3. 偏头痛 主要鉴别点：①癫痫头痛程度较轻，多在发作前后出现，偏头痛则以偏瘫或双侧剧烈头痛为主要症状。②癫痫脑电图为阵发性棘波、棘慢复合波，偏头痛主要为局灶性慢波。③简单视幻觉二者均有，但复杂视幻觉以癫痫常见。④癫痫的意识障碍发生突然、很快终止，程度重，基底动脉型偏头痛的意识障碍发生较缓慢易唤醒。

4. 短暂性脑缺血发作（TIA）

（1）多见于老年人，常有动脉硬化、冠心病、高血压、糖尿病史，发作持续时间从数分钟到数小时不等，癫痫见于任何年龄，青少年居多，危险因素不突出，发作时间多为数分钟，极少超过半小时。

（2）TIA临床症状多为缺失而非刺激，感觉丧失或减退比感觉异常多，肢体的瘫痪比抽搐多。

（3）TIA的肢体抽动类似癫痫，但多数患者无癫痫家族史，肢体抽动不规则，也无头部和颈部的转动。

（4）TIA的短暂性全面遗忘症无先兆，而记忆障碍突然发生，多见于60岁以上的老年人，症状常持续15分钟到数小时，复发的可能性不到15%。脑电图上无明显的癫痫性放电，癫痫健忘发作持续时间更短，常有反复发作，脑电图上多有癫痫样放电。

5. 过度换气综合征 主要由心理障碍所致，不恰当过度呼吸诱发，表现为发作性躯体症状为特征的综合征，多数患者有焦虑症。病人的症状能通过过度换气复制是鉴别的主要依据，发作间期或发作期脑电图无癫痫样放电，发作前后血气分析显示二氧化碳的分压偏低。

【西医治疗】

1. 病因治疗　有明确病因先针对病因，颅内肿瘤用手术方法切除新生物，寄生虫感染引起则进行抗寄生虫治疗。

2. 控制发作

（1）目前尚无纠正癫痫的基本病理异常的疗法和药物，因此不能短期治愈，只能通过各种途径控制发作。原则是长期、单一药物、规则用药。

（2）癫痫发作间期用药：①半年内发作两次以上者，诊断明确后就应用药，首发或半年以上发作一次者酌情选。②小剂量开始逐渐增加，达到既要控制有效发作、又没有明显副作用，宁可满足部分控制也需尽量避免副作用。③可根据实际进行血药浓度监测；单一用药无效可换用另一种单药，换药期间有 5~7 天过渡，多数情况下联合用药并不能提高临床疗效。④可将药物日剂量分次服用，半衰期长者（苯妥英钠、苯巴比妥）每日 1~2 次，半衰期短者每日服 3 次，多数抗癫痫药为碱性，饭后服药可减轻胃肠道不适。⑤用药前查肝肾功能、血尿常规，用药后还需每月复查血尿常规，每季度复查肝肾功能，至少持续半年。⑥眼震、口吃、共济失调是药物中枢神经系统过度蓄积的表现，应减量。如出现严重皮疹、肝肾功能血液系统损伤，需停药换用其他药物。⑦全身强直－阵挛性发作、强直性发作、阵挛性发作完全控制 4～5 年后，失神发作停止半年后可考虑停药，停药前应有缓慢减量的过程，这个时期一般不少于 1～1.5 年，自动症患者可能需要长期服药。

（3）难治性癫痫治疗：指用一线药物仍不能阻止其继续发作的癫痫或被临床实践证实是难治的癫痫或癫痫综合征，最突出特点是对一线药物耐药，应更多选用多药联合疗法，仍无效考虑外科手术，积极处理并发症和药物不良反应。

3. 发作期治疗

（1）单次发作强直－阵挛期发作：使患者平卧，衣领腰带解开保持呼吸通畅，抽搐发生时关节部位垫上软物，不可强压患者肢体。发作停止后，患者头部转向一侧，让分泌物流出，防止窒息。多次发作，考虑肌内注射苯巴比妥 0.2g。不要强行约束患者。

（2）持续状态的治疗

①强直阵挛性癫痫状态、强直性癫痫状态、阵挛性状态：患者保持呼吸道通畅、吸氧、进行心电血压呼吸脑电监测，定时进行血气、血化学分析。使用药物终止发作，首先地西泮 10～20mg 静脉注射，每分钟不超过 2mg，有效，再将 60～100mg 地

西泮溶于 5% 葡萄糖生理盐水中，12 小时内缓慢静脉滴注，若抑制呼吸则停止注射，必要时加用呼吸兴奋剂，儿童首次静脉剂量为 0.25~0.5mg/kg，一般不超过 10mg。地西泮加苯妥英钠疗法：地西泮 10~20mg 静脉注射取得疗效后，再用苯妥英钠 0.3~0.6g 加入生理盐水 500ml 中静脉滴注，速度不超过 50mg/min，用药中出现血压降低或心律不齐时减缓滴速或停药。10% 水合氯醛疗法：20~30ml 10% 水合氯醛加等量植物油保留灌肠，每 8~12 小时一次，适用于肝功能不全或不宜使用苯巴比妥类药物者。经上述处理，发作控制后，可考虑使用苯巴比妥 0.1~0.2g 肌内注射，每日 2 次，可同时鼻饲抗癫痫药，达稳态血药浓度后逐渐停用苯巴比妥。

②失神性癫痫状态和肌阵挛性癫痫状态，首先按病因治疗，酒精中毒、苯二氮䓬类戒断引起者可用地西泮、抗癫痫药物不足者可补足药物，服用过量抗精神病药物者可适当减量。终止发作首选地西泮或氯硝西泮静脉注射，无效时，可选用氯巴占 1mg/kg，防止其复发以丙戊酸为首选。

③部分性癫痫状态的治疗：80% 以上患者的部分性发作能被安定、咪达唑仑及劳拉西泮所控制，可作为首选药物。

④难治性癫痫持续状态：指持续的癫痫发作，初期一线药物地西泮、氯硝西泮、苯巴比妥、苯妥英钠等无效，连续 1 小时以上者。首要原则终止发

作。该类型选择使用药物如下：a. 异戊巴比妥：标准治疗药物。成人每次 0.25～0.5g，1～4 岁儿童每次 0.1g，4 岁以上儿童每次 0.2g，注射用水稀释后缓慢静脉注射（每分钟不超过 100mg），低血压、呼吸抑制、复苏延迟是其主要不良反应，使用过程中常需气管插管保持生命体征的稳定。b. 咪达唑仑：起效快，使用方便，不良反应小，首剂静脉注射 0.15～0.2mg/kg，然后按 0.06～0.6mg/（kg·h）静脉滴注维持，新生儿可按 0.1～0.4mg/（kg·h）持续静脉滴注。c. 普鲁泊福：非巴比妥类的短效静脉用麻醉剂，平均起效时间 2.6 分钟，建议剂量 1～2mg/kg 静脉注射，然后以 2～10mg/（kg·h）持续静脉注射，控制发作所需的血药浓度为 2.5μg/ml，应逐渐减量，但本药可出现其他中枢神经系统的兴奋症状，如肌强直、角弓反张、舞蹈手足徐动。儿童静脉注射推荐剂量超过 24 小时，可能出现横纹肌溶解、难治性低氧血症、酸中毒、心衰。d. 利多卡因：对苯巴比妥治疗无效的新生儿癫痫状态有效，终止发作的首剂负荷剂量为 1～3mg/kg，大多数患者发作停止后仍需静脉维持给药，应用时注意常见不良反应：烦躁、谵妄、精神异常、心律失常、过敏。

4. 常用药物

（1）苯巴比妥（鲁米那）：对全身性发作及部分发作有效，对失神发作无效。成人剂量 0.09～

0.3g/d，儿童 2~3mg/（kg·d），分 2~3 次口服。常见不良反应为困倦。

（2）苯妥英钠（大仑丁）：对全身性发作及部分发作有效，也可用于复杂部分性发作。成人 0.2~0.5g/d，儿童 3~8mg/（kg·d）。分 2~3 次口服。不良反应：齿龈和毛发增生、恶心、厌食、便秘、过量时产生眼球震颤、复视、共济失调、眩晕、昏迷等，因其明显的影响认知功能，现已少用。

（3）乙琥胺：对典型和不典型失神发作有效，亦可用于肌阵挛发作，对其他类型发作无效。成人 0.75~1.5g/d，分 2~3 次口服。儿童 20~50mg/（kg·d）。不良反应为厌食、恶心、呕吐、头昏、头痛等。

（4）氯硝安定：适用于肌阵挛发作、失张力发作和失神发作，成人每日 3~12mg/d，儿童 0.01~0.05mg/（kg·d）。不良反应：嗜睡、共济失调。

（5）亚氨基芪类：对复杂部分性发作效果好，常用得理多、卡马西平，成人 0.2~1.2g/d，分 2~3 次口服。儿童 5~20mg/（kg·d）。应从小量开始。不良反应：头昏、头痛、困倦、胃部不适、恶心、呕吐、皮疹、粒细胞减少等。

（6）丙戊酸钠（德巴金）：对各类发作均有效，对全身性发作由于部分性发作，对其他药物无效的发作与较好的疗效。成人 0.4~1.2g/d，分 2~3 次口服。儿童 5~10mg/（kg·d）。不良反应：胃肠道反应、食欲不振、恶心、呕吐、偶有腹泻、便秘及体重增加、脱发等。

（7）新一代抗癫痫药：①拉莫三嗪：对部分性发作及继发性全身发作有效，成人 200～400mg/d。②加巴喷丁：对难治性全身发作，单纯部分性发作作为加用治疗有效，对失神发作效果不肯定。成人 900～1800mg/d。③奥卡西平：适应证同得理多，不良反应少，耐受性较好。

5. 外科治疗

（1）癫痫灶切除：80% 的癫痫灶位于前颞区，故可做全颞切除术。额叶及枕叶癫痫也可行手术治疗，大脑一侧损伤者可行大脑半球切除术。

（2）传导通路切除术：胼胝体切除术等。

（二）中医诊治

【辨证施治】

1. 肝阳上亢

［临床表现］四肢抽搐，双眼上视，牙关紧闭，口吐白沫，眩晕，耳鸣，面红目赤，舌边红苔薄黄，脉弦或弦细数。

［治则］平肝潜阳。

［方药］建瓴汤加减。

［常用中成药］天麻丸。

2. 痰湿中阻

［临床表现］四肢抽搐，双眼上视，牙关紧闭，口吐白沫，头晕目眩，身重困倦，呕恶纳呆，小便

不利，舌苔白厚腻，脉沉滑。

[治则] 除湿化痰，理气和中。

[方药] 二陈平胃散加减。

3. 脑瘀阻滞

[临床表现] 四肢抽搐，双眼上视，牙关紧闭，口吐白沫，时有头痛，痛有定处，舌暗苔白，脉涩。

[治则] 化瘀通脑，活络行滞。

[方药] 通脑活络汤加减。

[常用中成药] 血府逐瘀汤。

4. 脑神紊乱

[临床表现] 四肢抽搐，双眼上视，牙关紧闭，口吐白沫，心神不宁，失眠健忘多梦，易恐易惊，舌淡苔薄白，脉缓细数。

[治则] 宁脑安神，畅达气机。

[方药] 宁脑安神汤加减。

5. 脑浊不清

[临床表现] 四肢抽搐，双眼上视，牙关紧闭，口吐白沫，思维迟钝，记忆力低下，注意力不集中，舌淡胖苔白腻，脉滑。

[治则] 化浊，清脑，醒神。

[方药] 化浊清脑汤加减。

6. 气血两虚

[临床表现] 四肢抽搐，双眼上视，牙关紧闭，口吐白沫，见神疲乏力，心悸失眠，舌淡而嫩，脉细数无力。

［治则］调理脾胃，气血双补。

［方药］八珍汤加减。

［常用中成药］归脾丸。

7. 肾精不足

［临床表现］四肢抽搐，双眼上视，牙关紧闭，口吐白沫，眩晕耳鸣，腰膝酸软，舌淡苔白，脉细无力。

［治则］益肾填精。

［方药］大补元煎或河车大造丸加减。

［常用中成药］河车大造丸。

8. 痰火扰神

［临床表现］四肢抽搐，双眼上视，牙关紧闭，口吐白沫，烦躁不寐、便秘尿黄，舌红苔黄腻，脉滑数。

［治则］涤痰清火，潜镇安神。

［方药］当归龙荟丸合生铁落饮加减。

［常用中成药］当归龙荟丸。

9. 痰蒙神窍

［临床表现］四肢抽搐，双眼上视，牙关紧闭，口吐白沫，神情痴呆、抑郁，朦胧昏昧，苔腻，脉滑。

［治则］化痰开窍。

［方药］礞石滚痰丸加减。

［常用中成药］礞石滚痰丸。

第二节　偏头痛

（一）西医诊治

【临床表现】

一侧或两侧搏动性头痛，伴恶心、呕吐、畏光畏声。可有以下分型。

1. 有先兆的偏头痛　多有家族史，头痛前有先兆症状，视觉先兆多为暗点、闪点、黑蒙，部分有短暂的单眼盲或双眼的一侧视野偏盲，还可见嗜睡、烦躁、偏侧肢体感觉或运动障碍，先兆症状持续10～20分钟，消失后出现头痛，部位多为眶上、眶后或额颞部，多为钝痛，可以有搏动，疼痛逐渐增强，达到高峰后持续数小时或1～2天，常伴面色苍白、恶心、畏光、出汗，重者伴呕吐。持续数日不缓解称偏头痛持续状态。

2. 无先兆的偏头痛　最常见的偏头痛类型，常有家族史，可持续数天，一侧搏动性偏头痛，伴恶心呕吐出汗畏光。

1、2型头痛女性多见。头痛诱发因素包括强烈的情绪刺激，进食某些食物如乳酪、巧克力、饮酒、月经来潮及应用某些血管运动药物。

3. 眼肌麻痹型偏头痛　反复发作的偏头痛症状，以眼眶和球后疼痛为主，头痛后数分钟或几小时后发生疼痛侧眼球支配神经的麻痹。最常见为单一的动眼神经麻痹，受累侧眼睑下垂、复视，检查时眼球上下内收运动障碍和瞳孔扩大。持续数天或数周恢复。

4. 偏瘫型偏头痛 罕见。头痛发作的同时或过后，出现同侧或对侧肢体的不同程度瘫痪，上下肢力量减退，头痛消退后会持续一段时间。偏瘫对侧大脑半球脑电图检查可出现慢波。

5. 基底动脉型偏头痛 罕见与月经期有密切联系，先兆症状常累及脑干、小脑及双侧枕叶视觉皮层，出现短暂的遗忘、双眼失明、言语不清、眩晕、耳鸣、步态不稳、双侧手足或口周麻木。10～15分钟后，出现枕部搏动性头痛，伴恶心呕吐，发作后完全恢复正常。

6. 偏头痛等位发作 反复发作的恶心呕吐眩晕上腹部疼痛，但头痛不常见。发作持续数小时或长至48小时，可伴有寒战、苍白与疲乏。有时被误诊为阑尾炎、胰腺炎或肠胃炎。

【西医诊断要点】

1. 无先兆的（普通型）偏头痛诊断标准 符合下述2～4项，发作至少5次以上：①如果不治疗，每次发作持续4～72小时。②具有以下特征至少两项：单侧性、搏动性、活动被强烈抑制甚至不敢活动、活动后头痛加重。③发作期有下列之一：恶心呕吐、畏光畏声。④无其他已知的类似疾病：病史和躯体的其他方面正常、无其他已知类似疾病。

2. 有先兆的（典型）偏头痛　符合下述 2 项，发作至少 2 次：①具有以下特征，至少 3 项：a. 有局限性脑皮质或（和）脑干功能障碍的一个或一个以上的先兆症状。b. 至少有一个先兆症状，逐渐发展，持续 4 分钟以上，或有相继发生的两个或两个以上的症状。c. 先兆症状持续时间 <60 分钟。d. 先兆症状与头痛发作间无间期。②具有以下特征，一项以上：a. 病史和体格检查不提示有器质性疾病证据。b. 病史和体格检查提示有某种器质性疾病可能性，但经相关的实验室检查已排除。c. 虽然有某种器质性疾病但偏头痛的初次发作与该疾病无密切关系。

【西医鉴别诊断】

1. 丛急性头痛　又称组胺性头痛或 Horton 组胺性头痛，头痛通常是每年一次或两次在春季或秋季发作，群集期通常持续 3~6 周，有较长的缓解期。发作常有规律的在同一时间出现，往往在夜间入睡后突然发作而无先兆，疼痛多位于一侧眼眶或球后、额颞部，为尖锐剧痛，痛处皮肤发红、发热、痛侧常有结合膜充血、流泪、流涕，不伴有恶心呕吐，大约 1/4 患者出现霍纳综合征（眼结膜充血、面部发热、潮红）。喝酒、服用血管扩张剂以及精神过度紧张可诱发

2. 紧张性头痛　旧称肌收缩性头痛、神经性头痛、功能性头痛，慢性头痛中最常见。分原发、继

发两种。前者主要是精神因素或职业的特殊头位引起头颈部肌肉持久性收缩，后者在头颅、五官、颈椎等疾病的基础上发生，头痛部位大多位于双颞侧、额顶、枕部或全头部，可扩散至颈肩背部。头痛性质呈压迫束带感，麻木胀痛或钝痛。头痛可呈发作性或持续性。可伴焦虑、失眠，紧张焦虑时加重。

3. 非偏头痛性血管性头痛 脑动脉硬化的患者因局部脑血流减少，会发生缺血性头痛，但不剧烈，无恶心头痛。高血压患者时有额、枕部搏动性头痛，测量血压有助诊断。巨细胞动脉炎多见于中老年患者，颞浅动脉常有曲张、局部压痛，血沉加快。

【西医治疗】

终止头痛发作、缓解伴发症状、预防复发是治疗目的。首先针对危险因素预防，避免理化因素刺激。药物选择应估计头痛发作频率和严重程度、患者的年龄以及用药史（包括疗效、不良反应、禁忌症）。药物治疗以镇痛剂、镇静剂为主，但从目的上讲，分预防用药、治疗用药。

1. 预防用药 中度或严重偏头痛每月发作 3 次以上者，可在头痛发作先兆期或早期服用：① 5 - HT 受体拮抗剂：赛庚啶 0.5 ~ 4mg 每日 2 ~ 4 次口服；苯噻啶 0.5mg/d 开始，可缓慢增至 3mg/d，作用较赛庚啶强，减少偏头痛的发作频率发作程度。② β 受体阻滞剂：普萘洛尔 40 ~ 80mg/d；阿替洛尔、噻吗洛尔、纳多洛尔、美托洛尔也可使用。

③钙离子阻滞剂：氟桂利嗪、维拉帕米、硝苯地平可减少偏头痛的发作频率。④丙戊酸类药物。

2. 发作期治疗

（1）轻度偏头痛：可选地西泮、阿司匹林、对乙酰氨基酚以及其他非甾体类抗炎药如布洛芬、吲哚美辛、萘普生，使用越早疗效越好，伴中度重度恶心的患者可用丙氯拉嗪、异丙嗪、甲氧氯普安镇吐。

（2）中度偏头痛：使用麦角胺。

3. 严重偏头痛 宜选用以下药物。

（1）麦角碱类药物：如酒石酸麦角胺、双氢麦角胺等，多用于发作期重症患者治疗。麦角胺咖啡因（酒石酸麦角胺 1mg、咖啡因 100mg），先兆或头痛发生时服 1～2 片，半小时后如无效可再服一片，每日不超过 4 片，每周总量不超过 12 片，头痛者也可皮下注射酒石酸二氢麦角胺 0.25～0.5mg。本药不能长期、过量应用，孕妇记忆有严重心血管、肝肾功能不全者禁用。

（2）曲普坦类药物：舒马普坦 25～50mg 口服，或 6mg 皮下注射，每日剂量不超过 300mg；佐米普坦 2.5mg 口服，2 小时头痛未缓解者再服 2.5mg，每日剂量不超过 10mg。

（3）其他药物：如阿司匹林、苯噻啶、β 受体阻滞剂、钙离子拮抗剂、抗过敏药、糖皮质激素（其他镇痛药无效，疼痛较重时予 20～30mg 泼尼松 1 次口服，再配合其他镇静剂）及非激素制剂如吲哚美辛。

(二) 中医诊治

【辨证施治】

1. 肝阳上亢

[临床表现] 一侧搏动性头痛，眩晕，耳鸣，头痛，头重脚轻，失眠多梦，舌边红苔薄黄，脉弦或弦细数。

[治则] 平肝潜阳。

[方药] 建瓴汤加减。

[常用中成药] 天麻丸。

2. 痰蒙神窍

[临床表现] 一侧搏动性头痛，伴恶心呕吐，神情痴呆，抑郁，朦胧昏昧，苔腻，脉滑。

[治则] 化痰开窍。

[方药] 礞石滚痰丸加减。

[常用中成药] 礞石滚痰丸。

3. 脑瘀阻滞

[临床表现] 一侧搏动性头痛，伴恶心呕吐，口舌㖞斜，语言謇涩，舌紫暗瘀斑，脉涩。

[治则] 化瘀通脑，活络行滞。

[方药] 通脑活络汤加减。

[常用中成药] 血府逐瘀胶囊。

4. 阴虚火旺

[临床表现] 一侧搏动性头痛，潮热盗汗，五心烦热，耳鸣，舌红苔黄少津，脉细数。

[治则] 滋阴降火。

［方药］知柏地黄丸加减。

［常用中成药］知柏地黄丸。

5. 肾阳虚

［临床表现］一侧搏动性头痛，畏寒腰膝酸冷，小便清长，舌淡苔白，尺脉沉细或沉迟。

［治则］温补肾阳。

［方药］右归丸加减。

［常用中成药］右归丸、金匮肾气丸。

6. 气血两虚

［临床表现］一侧搏动性头痛，神疲乏力，面色无华，手足麻木舌淡而嫩，脉细数无力。

［治则］调理脾胃，气血双补。

［方药］八珍汤加减。

［常用中成药］归脾丸。

7. 血浊

［临床表现］一侧搏动性头痛，记忆力减退，思维迟钝，或欲结瘤，舌暗脉涩，弦或微沉。

［治则］清血化浊，行血醒脑。

［方药］化浊行血汤加减。

第三节　发作性睡病

（一）西医诊治

【临床表现】

发作性入睡，猝倒发作，睡眠瘫痪，睡眠幻觉。

【西医诊断要点】

（1）日间出现，不可抗拒的短暂性睡眠发作。

（2）多见于青少年，80% 发病于 30 岁之前（男多于女），常见四大征：发作性入睡、猝倒、睡眠幻觉、睡眠瘫痪——睡眠发作指白天不可抗拒的睡意和睡眠发作，多在非睡眠环境和时间突发，每次发作持续数秒至数小时不等；猝倒发作为强烈感情刺激诱发的躯体两侧肌张力突然丧失，患者意识清楚，很快进入 REM 睡眠；睡眠麻痹是患者从 REM 睡眠中觉醒时发生的一过性的全身性无力，不能活动讲话，但呼吸和眼球运动不受影响；睡眠幻觉指在睡眠 - 觉醒转化时出现的生动但不愉快的感觉性体验。

（3）睡眠监测显示特异性异常：白天的发作入睡为快速眼动相睡眠（REM），夜间睡眠也是从 REM 开始，而健康人则是从非快速眼动相睡眠开始，多导睡眠图可见睡眠潜伏期缩短、出现睡眠时发的 REM 睡眠等特征性表现。

【西医治疗】

本病发作机制不明，主要以药物治疗、精神心理治疗联合为主，同时增强体质，适当锻炼可起到辅助作用。

1. 精神兴奋药　莫达非尼，已知最安全的药物。

2. 中枢兴奋剂　苯丙胺 20～60mg/d，分 2～3 次口服。有成瘾性。利他林、右旋苯丙胺可抑制本病特征性的白天过度嗜睡。利他林 10～30mg/d，分

2～3次口服、右旋苯丙胺10～45mg/d，分2～3次口服。

3. 三环类抗抑郁剂 盐酸丙咪嗪：对猝倒效果明显，75mg/d，分3次口服。5-羟色胺再摄取抑制剂：如氟西汀可用于治疗猝倒发作、睡眠麻痹、入睡前幻觉。

4. 单胺氧化酶抑制剂 主要抑制REM睡眠而发挥治疗作用。可减少发作性入睡，对猝倒、睡眠幻觉、睡眠瘫痪也有效，如苯乙肼。

5. 其他 此类患者不宜从事高空、水下、驾驶和高压电器等危险工作，以防意外。

（二）中医诊治

【辨证施治】

1. 湿盛困脾

［临床表现］头蒙如裹，昏昏嗜睡，肢体沉重，舌苔腻，脉濡。

［治则］燥湿健脾。

［方药］平胃醒神散加减。

2. 脑瘀阻滞

［临床表现］口舌㖞斜，语言謇涩，时有头痛，痛有定处，舌暗，脉涩。

［治则］化瘀通脑，活络行滞。

［方药］通脑活络汤加减。

［常用中成药］血府逐瘀胶囊。

3. 清阳不升

［临床表现］头晕眼花，视物不清，耳鸣耳聋，多寐倦怠。舌淡嫩苔白，脉弱或虚。

［治则］健脾益气，升阳益胃。

［方药］益气聪明汤加减。

4. 阳虚

［临床表现］畏寒肢冷，倦怠乏力，少气懒言，多寐，小便清长，大便溏薄，舌质淡白，脉虚迟或沉弱。

［治则］温阳扶正。

［方药］金匮肾气丸加减。

［常用中成药］金匮肾气丸。

5. 脑神紊乱

［临床表现］心神不宁，失眠健忘多梦，易恐易惊，舌淡苔薄白，脉缓细数。

［治则］宁脑安神，畅达气机。

［方药］宁脑安神汤加减。

第六章 *Chapter*

椎体外系疾病

第一节　帕金森病

（一）西医诊治

【临床表现】

静止性震颤、运动迟缓、强直、面具脸、姿势步态异常。

多见于 50 岁以后发病，起病逐渐进展。初始症状震颤最多，依次为步行障碍、肌强直、运动迟缓，常自一侧上肢开始，逐渐扩展至同侧下肢、对侧上肢及下肢。患者最早感受可能是肢体震颤和僵硬。

1. 静止性震颤　常为本病的首发症状。自一侧上肢远端开始，规律性的手指屈曲和拇指对掌运动，上肢比下肢明显，面口部累及较晚，静止时明显，紧张时加重，做随意动作时减轻，睡眠时消失。疾病晚期时震颤为经常性，随意运动不会减轻。但部分病例及高龄老年人（70 岁以上）可无震颤。患者只有在行走、兴奋、焦虑时才出现震颤，震颤对天气比较敏感。老年帕金森病患者出现感染（肺炎）

时，静止性震颤可减轻甚至消失。

2. 肌强直 伸肌和屈肌的张力同时增高，腕肘关节被动运动时，检查者感受到的阻力增高是均匀一致的，称"铅管样肌强直"，若合并震颤，伸屈肢体时可感到在均匀阻力上出现断续的停顿，称"齿轮样肌强直"。可让患者将双肘关节立于桌面上，使前臂和桌面呈垂直位置，双臂及腕部肌肉放松，正常人腕关节和前臂成直角，本病患者由于腕部肌肉强直而使腕关节呈伸直位置，称"路标现象"，帕金森病患者常因肌强直严重出现腰肩髋关节疼痛，易误诊为骨关节病。

3. 运动迟缓 帕金森病的特殊运动障碍，随意运动减少、日常动作缓慢乃至发生困难。患者上肢不能做精细动作书写困难，字越写越小，称"写字过小征"，面部表情减少不眨眼双眼凝视，称为"面具脸"。

4. 姿势步态异常 由于四肢躯干颈部肌肉强直，患者可见头前倾、躯干俯屈、肘关节屈曲、腕关节伸直、前臂内收，称为"屈曲体姿"。手部指间关节伸直、手指内收、拇指呈对掌位置。患者走路转弯时可出现明显平衡障碍，必须连续原地小步行走。步态表现为走路拖步、迈步时身体前倾。可见"慌张步态"，是特有体征。

然而以上体征并非面面俱到地体现在每一个临床患者中。

5. 其他症状 口咽腭肌运动障碍使讲话缓慢、语调变低、吐字不清。自主神经系统紊乱，表现为顽固性便秘、夜间大量出汗、直立性低血压。皮脂腺分泌亢进时表现为脂颜；可见抑郁症，疾病晚期可见智力衰退。

【西医诊断要点】

（1）中老年发病，缓慢进行性病程。

（2）四项主征（静止性震颤、肌强直、运动迟缓、姿势步态异常）中至少具备两项，前两项至少具备其中之一，症状不对称。

（3）左旋多巴治疗有效。

（4）患者无眼外肌麻痹、小脑体征、直立性低血压、锥体系损害、肌萎缩。

（5）辅助检查：血、脑脊液常规化验均无异常，CT、MRI检查亦无特征性改变，但某些项目可能有诊断意义：①生化检测：用高效液相色谱可检测到脑脊液和尿中高香草酸含量降低。②功能显像诊断（PET或SPECT）：进行特定的放射性核素检测，可显示脑内多巴胺转运体功能显著降低，多巴胺递质合成减少以及 D_2 型多巴胺受体活性早期超敏、晚期低敏等。

【西医鉴别诊断】

1. 特发性震颤 患者多有家族史，起病年龄轻，震颤为姿势性或动作性，多影响头部引起点头或晃头，无肌强直和少动，饮酒后震颤减轻，服用普萘洛尔或阿罗洛尔有效。

2. 帕金森综合征 有明确病因可寻，如药物、中毒、感染、外伤和脑卒中。

（1）药物性：与帕金森病在临床上很难鉴别，重要的是有无吩噻嗪类、丁酰苯类利血平、锂剂、α-甲基多巴、灭吐灵、氟桂利嗪等用药史，停用药物数周至 6 个月后帕金森综合征的症状即可明显减退。

（2）中毒性：一氧化碳、锰中毒较多见，其他有 MPTP、甲醇、汞、氰化物等，一氧化碳中毒有急性中毒史，苏醒后逐渐发生弥散性脑损害的征象，可有强制、震颤。锰中毒多有长期接触史，出现锥体外系症状前常有精神异常如情绪不稳、记忆力下降。

（3）脑炎后：甲型脑炎（昏睡性脑炎）可于病愈后数年内发生持久和严重的帕金森综合征表现，但甲型脑炎目前少见。

（4）外伤性：颅脑外伤的后遗症可表现为帕金森综合征，但在频繁遭受脑震荡的患者中较多见。

（5）血管性：见于部分多发性腔隙性脑梗死者、卒中病史、假性球麻痹、腱反射亢进、锥体束损害体征可鉴别，震颤不明显。

3. 帕金森叠加综合征

（1）多系统萎缩（MSA）：具有帕金森病的锥体外系症状，尚有小脑、锥体、自主神经系统损害的多种表现，且大多数患者对左旋多巴不敏感，MSA 包括：①橄榄桥小脑萎缩：表现为少动、强直、震颤，同时有明显的小脑性共济失调和锥体系统损害体征，CT、MRI 显示脑干小脑萎缩、第四脑室扩大、桥（前）池增宽。② Shy - Drager 综合征：自主神经损害症状明显，表现直立性低血压、头晕、无汗、排尿障碍、阳痿，CT、MRI 的改变与橄榄桥小脑萎缩相似。③纹状体黑质变性：中老年发病，明显的帕金森症状，如强直、少动、步态不稳，但震颤缺如，伴小脑性共济失调，锥体束征和自主神经功能障碍，头部 MRI 显示 T_2 - WI 单侧或双侧壳核裂缝样低信号，表明铁沉积，左旋多巴治疗无效。

（2）进行性核上性麻痹：表现为步态姿势不稳、平衡障碍、易跌倒、构音障碍、核上性眼肌麻痹、运动迟缓和肌强直，震颤不明显，常伴有额颞痴呆、假性球麻痹及锥体束征，左旋多巴效果差。

（3）皮质基底节变性：肌强直、运动迟缓、姿势不稳、肌阵挛，皮质复合感觉消失、一侧肢体失用、失语和痴呆等皮质损害症状，左旋多巴治疗无效。

【西医治疗】

帕金森病药物治疗仍有效，注意掌握好用药时机，疾病早期无需特殊治疗，鼓励患者进行适度的活动如体育锻炼，若疾病影响患者正常生活可服用药物；用药原则"细水长流、不求全效"；维持低剂量、增加剂量应缓慢；治疗个体化。

1. 药物治疗

（1）抗胆碱能药：对震颤和肌强直有效，对运动迟缓疗效较差。适用于震颤突出且年龄较轻患者。苯海索 1~2mg，分 3 次口服；丙环定，每次 2.5mg，每日 3 次口服；苯甲托品 2~6mg，分 3 次口服，不良反应：口干、眼花、便秘、尿潴留。青光眼及前列腺肥大者禁用。

（2）金刚烷胺：可用于轻症患者，可单独使用，疗效维持不过数月。每次 100mg/d，每日 2 次。不良反应：头晕、失眠、踝部水肿，哺乳期妇女禁用，美金刚烷也可治疗。

（3）多巴胺替代治疗：帕金森病最重要治疗方法。左旋多巴用法：自小剂量开始，最初每次 125mg 口服，每日 3 次，每隔 7 天增量 250mg/d，同时服药次数逐渐增至每日 4~5 次，常用维持量 1.5~4.0g/d，最大剂量不应超过 5.0g/d。左旋多巴不良反应：恶心、呕吐、腹部不适、肝功能异常等；心律失常、直立性低血压；尿潴留、失禁、血尿素氮升高等；不安、失眠、噩梦、幻觉，长期应用可出现"剂末现象"或"开关现象"。

（4）复方左旋多巴：有 2 种。①美多芭：由左旋多巴 200mg 和苄丝肼 50mg 组成。②心美宁：又称息宁或帕金宁，由左旋多巴 200mg 和卡比多巴 20mg 组成，开始小剂量服用，每次 1/4 片，逐渐增量至

1/2 片或 1 片，每日 3 次，每日总量（以左旋多巴计算）300～600mg 足够。复方左旋多巴分为标准剂、控释剂、水溶剂。标准剂分美多芭和心宁美，每日服用 2 次。控释剂如息宁，每日 2 次，息宁优点为有效血药浓度稳定作用持续时间长、有利于控制症状波动，适用于早期轻症的患者或长期服药出现症状波动者，但起效较慢、不适用于晨僵的患者服用剂量应比标准剂增加 25% 左右。水溶剂为弥散性美多芭，服后 30 分钟即可改善症状，药效维持时间与标准剂相同，适用于清晨运动不能、吞咽片剂有困难者、需要缩短"关期"而迅速起效者或剂末肌张力障碍者。

2. 服药并发症及其治疗 长期服左旋多巴（5～12 年）的主要并发症是症状波动、运动障碍（异动症）和精神障碍。

（1）症状波动：包括以下形式。①疗效减退或剂末恶化：每次药效时间缩短症状随血药浓度规律性波动，根据具体情况增加服药次数、或增加每次剂量、或改用控释剂。②开关现象：症状在突然缓解（开期）加重（关期）之间波动，开期常伴异动症，多见于病情较重者，无法预测关期发生时间。患者关期表现为严重帕金森症状，持续数秒至数分钟，又突然转为"开期"。此类患者在关期伴有明显的无动症，开期出现明显的异动现象，对于"开关现象"治疗较困难，使用多巴胺受体激动剂或息宁控释片可改善。

（2）异动症：又称运动障碍，表现为舞蹈症或手足徐动样不自主运动、肌强直或肌阵挛，可累及头面部、四肢和躯干。有如下三种形式。

①剂峰运动障碍，出现在用药1～2小时的血药浓度高峰期，与用药剂量或多巴胺受体超敏有关。可减少左旋多巴的单次剂量，晚期患者需加用多巴胺受体激动剂。

②双相运动障碍：剂初和剂末均可出现机制不明，可用弥散型美多芭或增加服药次数、加用多巴胺受体激动剂。

③肌张力障碍：多发生于清晨服药前，可在睡前服用息宁控释剂或多巴胺受体激动剂的控释片（泰舒达控释片），或起床前服用弥散性美多芭。

（3）精神症状：抑郁焦虑、欣快、精神错乱，减少药物剂量仍无效时可加用抗精神病药物氯氮平。

（4）多巴胺受体激动剂：帕金森病的患者使用左旋多巴治疗3～5年后会有疗效减退及运动系统并发症，激动剂的作用就是要直接刺激多巴胺受体。常用药物如下：①溴隐亭：0.625mg（1/4片）／日，每隔3～5日增加0.625mg，通常治疗剂量7.5～15mg/d，分3次服用，最大剂量不超过20mg/d。可作为左旋多巴的加强剂。不良反应为恶心、呕吐、直立性低血压及精神症状，加用多潘立酮（吗丁啉）可缓解。②培高利特：改善症状波动方面优于溴隐亭。有效剂量 在 0.375 ~ 1.5mg/d，最大不超过 2.0mg/d，从小剂量（0.025mg/d）开始，每隔 5 日增加 0.025mg，逐渐加量直至达到最小有效剂量，常见不良反应为恶心、呕吐，可用多潘立酮。③吡贝地尔（泰舒达），剂型为缓释片，单用或与左旋多巴合用可改善帕金森症状，初始剂量 50mg/d，每日两次，逐渐增至 150 ~ 250mg/d，可用多潘立酮改善不良反应。④普拉克索：每次 0.125mg，每日 3 次，逐渐增至 1.0mg，每日 3 次。常用剂量为 3 ~ 5mg/d。⑤罗匹尼罗：可用于轻症，或与左旋多巴合用，每次 0.25mg，每日 3 次，逐渐加量至 2 ~ 4mg，每日 3 次。⑥卡麦角林：每天口服 1 次，2 ~ 6mg/d。

（5）单胺氧化酶 B 抑制剂：与复方左旋多巴合用有协同作用，可减少约 1/4 的左旋多巴的用量，延缓"开关现象"的出现。可单独应用或与左旋多巴联用治疗帕金森病患者。常用药司来吉兰，每次 2.5 ~ 5mg，每日 2 次，早晨、中午服用较好，不良反应有疲倦、口感、失眠多梦、幻觉。该药与维生素 E 合用，称为 DATATOP 方案。本药不宜与氟西汀合用，精神病患者慎用。

（6）儿茶酚-氧位-甲基转移酶抑制剂：该类药单用无效，需与美多芭或息宁合用，可以增强疗效，减少症状波动反应。常用于临床的有：托卡朋（又名答是美），每次 100 ~ 200mg，每日 3 次口服，不良反应有运动障碍、恶心、呕吐、腹泻、转氨酶增高；恩托卡朋（柯丹）属于外周儿茶酚-氧位-甲基转移酶抑制剂，每次200mg，每日5次，安全性好，不良反应轻微，仍以运动障碍、恶心为主，其他不良反应有腹泻、食欲减退、尿液颜色加深。

3. 外科治疗

（1）手术适用于药物治疗无效、不能耐受或出现异动症的患者，可改善症状，但术后仍需继续服药，不是首选治疗方法。

（2）细胞移植治疗及基因治疗在基础研究层面开展迅速，但技术尚未成熟。

4. 康复治疗　通过对患者进行语言、进食、走路以及各种日常生活的训练和指导可改善患者生活质量，晚期卧床者应加强护理，减少并发症的发生。康复治疗包括语音以及语调锻炼、面部肌肉的锻炼、手部四肢及躯干的锻炼、松弛呼吸肌的锻炼、步态平衡的锻炼以及姿势恢复训练。

（二）中医诊治

【辨证施治】

1. 肝阳上亢

［临床表现］静止性震颤，眩晕耳鸣，面红目赤，烦躁，舌边红苔薄黄，脉弦或弦细数。

［治则］平肝潜阳。

［方药］建瓴汤加减。

［常用中成药］天麻丸。

2. 气血两虚

[临床表现] 静止性震颤，运动迟缓，神疲乏力，面色无华，心悸失眠，舌淡而嫩，脉细数无力。

[治则] 调理脾胃，气血双补。

[方药] 八珍汤加减。

[常用中成药] 归脾丸。

3. 脑萎髓空

[临床表现] 静止性震颤，运动迟缓，面具脸，喜怒无常，记忆减退，精神萎靡，舌体瘦质偏红而苔少，脉细数。

[治则] 填精补髓，温阳益脑。

[方药] 益脑填髓汤加减。

4. 肝肾阴虚

[临床表现] 静止性震颤，眩晕耳鸣，腰膝酸软，视物昏花，或见筋脉拘急，麻木抽搐，舌红少津，脉细数。

[治则] 滋补肾阴。

[方药] 二至加味丸加减。

[常用中成药] 六味地黄丸。

5. 血虚风燥

[临床表现] 静止性震颤，运动迟缓，强直，面白无华，口燥咽干，头晕目眩，舌淡红苔干，脉细数。

[治则] 补血养血，祛风润燥。

[方药] 生血润燥汤加减。

[常用中成药] 阿胶膏。

第二节 肝豆核状变性

（一） 西医诊治

【临床表现】

常见于儿童期、青少年期，20 岁以前发病较多，以肝脏起病者年龄较轻，平均起病年龄约 11 岁。以神经系统症状起病者平均年龄约 19 岁。

1. 神经及精神症状 儿童期的神经症状以舞蹈样动作、手足徐动、肌张力不全性动作为主，并有小脑共济失调、面部怪容、张口流涎、构音障碍、运动迟缓等。上肢扭转动作与快速无目的动作相同，下肢呈跳跃性不规则步态。后期有持久性全身扭转痉挛姿态。成人期发生的神经症状多以肌强直、动作减少、慌张步态为主。震颤不像帕金森病的震颤那样具有规律性。精神症状表现为注意力、记忆力减退，反应迟钝，情绪不稳，常伴傻笑，后期表现为明显痴呆。

2. 眼部、肝脏异常 双眼角膜色素环即 K－F 环是本病体征，出现率达 95%，位于角膜与巩膜交界处，角膜内表面成绿褐色宽约 1.3mm，是铜在后弹力膜沉积而形成。需要裂隙灯才能准确观察，环的存在具有标志性诊断意义。肝受累时一部分病例发生急性、亚急性或慢性肝炎，大部分病例肝损害症状隐匿、进展缓慢，就诊时才发现肝硬化和脾肿大，甚至腹水。重症肝损害时可呕血、急性肝衰竭。脾肿大时可引起溶血性贫血和血小板减少。

3. 其他 肾受损时可出现肾功能改变如肾性糖尿、蛋白尿和氨基酸尿。因钙磷代谢障碍易引起骨质疏松骨折，铜在皮下的沉积可引起皮肤色素沉着、变黑，以面部和双小腿伸侧明显。

【西医诊断要点】

（1）青少年起病、典型的锥体外系症状、肝病体征、角膜 K–F 环和阳性家族史。

（2）辅助检查

①血清铜和铜蓝蛋白降低，尿铜增加。血清铜正常值（17.4～0.5）μmol/L，本病患者降低至正常值的 50% 以下才有意义。血清铜蓝蛋白正常值（0.26～0.36）g/L。本病患者低于 0.2g/L。通常 24 小时尿铜排泄量 > 1.6μmol/24h（正常值 < 0.24～0.48μmol/24h）。监测血清铜、铜蓝蛋白和尿铜是诊断的重要依据。

②影像检查：头部 CT 显示双侧豆状核呈低密度，脑沟裂增宽。头部 MRI 显示双侧豆状核 T_1WI 呈低信号，T_2WI 为双侧性高信号。此影像学改变对本病确诊意义较大。

③肝肾功能：血清总蛋白降低、球蛋白增高，晚期可有肝硬化。肝穿刺活检测定显示大量铜过剩，可能超过正常值（50μg/g 干重）5 倍以上。肾小管

损害时，可见氨基酸尿症，或有血尿素氮和肌酐增高及蛋白尿。

（3）诊断困难者，争取做肝脏穿刺作肝铜检查。

【西医鉴别诊断】

临床表现复杂，应与小舞蹈病、青少年 Hunting-ton 舞蹈病、扭转痉挛、帕金森病和精神病鉴别，还应与急慢性肝炎、肝硬化鉴别。

【西医治疗】

减少铜摄入、增加铜排出。

1. 限制含铜过多食物　如坚果类、巧克力、豌豆、蚕豆、玉米、蘑菇、贝类、螺类、虾、鱿鱼、动物肝和血。

2. 药物治疗

（1）D－青霉胺：首选药物，能消除已沉积在体内组织的铜盐，促其排泄。成人常用量 1.0 ~ 1.5g/d，分 3 ~ 4 次口服，最大量为 2.0g/d。儿童 20mg/（kg·d），分 3 次口服。药物不良反应有恶心、过敏反应、重症肌无力、关节病、天疱疮，少数可引起白细胞减少和再生障碍性贫血、视神经炎、狼疮综合征、肾病综合征等严重的毒副作用。患者首次用药时应做青霉胺皮试，阴性者才能使用。本病需长期甚或终生服药，注意补足维生素 B_6。

（2）三乙烯－羟化四甲胺：药理作用与 D－青霉胺相似，用于不能耐受青霉胺治疗时的主要药物，不良反应小，价格贵，每次 400 ~ 800mg，每日 3 次，餐前服用。

（3）二巯基丁二酸钠：有牙龈出血、鼻出血等不良反应，每次1.0g，溶于40ml葡萄糖或氯化钠溶液中静脉注射，7天一疗程，可间断用药数疗程，其他药物如二巯基丙磺酸、依地钙酸钠、二巯基丙醇均可使用，另外，四环硫代钼、硫酸锌和葡萄糖酸锌亦可使用。

3. 对症治疗　有震颤和肌强直时可用安坦、金刚烷胺口服，也可用美多芭或息宁。精神症状明显可服抗精神病药，护肝治疗药物也应长期应用。

4. 手术治疗　严重脾功能亢进可行脾切除术，严重肝功能障碍时可考虑肝移植。

（二）中医诊治

【辨证施治】

1. 肝阳上亢

［临床表现］舞蹈样动作，眩晕，头重脚轻，面红目赤，烦躁易怒，失眠多梦，舌边红苔薄黄，脉弦或弦细数。

［治则］平肝潜阳。

［方药］建瓴汤加减。

［常用中成药］天麻丸。

2. 脑瘀阻滞

［临床表现］舞蹈样动作，智能衰退，语言謇涩，时有头痛，痛有定处，舌暗，脉涩。

［治则］化瘀通脑，活络行滞。

[方药] 通脑活络汤加减。

[常用中成药] 血府逐瘀胶囊。

3. 脑萎髓空

[临床表现] 舞蹈样动作，智能衰退，喜怒无常，精神萎靡，腰膝酸软，舌体瘦偏红苔少，脉细数。

[治则] 填精补髓，温阳益脑。

[方药] 益脑填髓汤加减。

4. 肝肾阴虚

[临床表现] 舞蹈样动作，眩晕耳鸣，腰膝酸软，视物昏花甚至雀盲，舌红而苔少，脉细数。

[治则] 滋补肾阴。

[方药] 二至加味丸加减。

[常用中成药] 六味地黄丸。

第三节　扭转痉挛

（一）西医诊治

【临床表现】

又称变形性肌张力障碍，以肌张力障碍后姿势和运动异常为主要症状的一种遗传性疾病，属全身性肌张力障碍。起病时先表现为局限性的肌张力障碍症，以后可波及全身。

儿童起病多有阳性家族史，症状多从一侧或两侧下肢开始，起病大多为一侧下肢的牵拉或僵硬而导致行走不便，以后加重逐渐进展至广泛不自主扭转运动和姿势异常，出现严重功能障碍，如病足内旋似"马蹄内翻"，行走时脚跟不着地。成年期起病者多为散发，多有明确的原发病，症状常从上肢或躯干开始，逐渐波及全身。可表现为上肢弯曲、手指伸直、手和前臂内翻、书写障碍、斜颈、面积痉挛、构音障碍，当躯干及脊旁肌受累时可引起全身的扭转运动。病程较长时，可因肌张力增高造成整个肌群的肌肉肥大。为在活动中保持一定姿势，患者常呈现异常的姿势如腰椎过度前凸、骨盆倾斜、躯干侧弯畸形。

【西医诊断要点】

（1）原发性常染色体隐性遗传。

（2）特征性的临床表现，全身扭转成螺旋形运动（躯干肌及脊旁肌受累）、痉挛性斜颈。扭转时肌张力增高，扭转停止后恢复或减低。须鉴别是否为继发性。

【西医治疗】

目前尚无肯定有效的药物，可试用地西泮 15 ~ 30mg/d，分 2 次口服；氯丙嗪 37.5 ~ 75mg/d，分 3 次口服。

（二）中医诊治

【辨证施治】

1. 肝风内动

［临床表现］扭转痉挛，眩晕耳鸣，麻木，舌红

绛干燥，脉多弦数兼滑。

[治则]　平肝熄风。

[方药]　天麻钩藤饮加减。

[常用中成药]　天麻丸。

2. 心火亢盛

[临床表现]　扭转痉挛，口舌生疮，甚或狂乱，舌边尖红苔黄，脉动数。

[治则]　清心泻火。

[方药]　导赤散或清心莲子饮加减。

[常用中成药]　牛黄清心丸。

3. 血虚生风

[临床表现]　扭转痉挛，面色无华，爪甲不荣，面部肌肉抽颤，舌淡苔白，脉细弱。

[治则]　补养气血，滋阴熄风。

[方药]　阿胶鸡子黄汤加减。

[常用中成药]　阿胶膏。

第四节　抽动秽语综合征

（一）西医诊治

【临床表现】

发病年龄 2～21 岁，男孩多见。早期绝大多数患者表现为反复迅速的不规则肌肉抽动，少部分为发声痉挛。几乎所有患者最终都会出现程度不同的不自主肌肉抽动和发生痉挛。不自主抽动最先累及面部，表现为眨眼、皱眉、嘴部抽动、用力吸气，尚可有耸肩、上臂及头部抽动、摇动、扭身、投掷、踢腿等异常动作。发生痉挛是由于喉部肌肉抽动发出的怪声，如犬吠、尖叫、说粗俗话。部分患者有踩脚、弯腰、跳动等异常动作，甚至有自伤、自残行为，患儿常有注意力涣散、学习成绩下降。

【西医诊断要点】

（1）发病年龄 2~21 岁。

（2）重复性不自主快速无目的动作，涉及多组肌肉。

（3）多发性发音抽动。

（4）可受意志控制约数分钟至数小时。

（5）数周或数月内症状可有波动。

（6）病程持续至少 1 年。

【西医鉴别诊断】

1. 肝豆核状变性　依据肝脏受累，角膜 K–F 环、血清铜蓝蛋白及尿铜检测异常，以及头部 CT、MRI 可资鉴别。

2. 小舞蹈病　常有风湿热、关节炎、心脏受累证据，不伴发生痉挛。症状常于 3~6 个月后消失。

【西医治疗】

一般轻症患者无需治疗。症状明显者可予药物治疗。

1. 氟哌啶醇　4~6mg/d，缓慢加量，每日最大用量 8~10mg，分 3 次口服。不良反应有锥体外系运动障碍、困倦、口干、视物模糊。

2. 可乐定　用于改善运动、发声痉挛。初始剂量 2 ~ 3μg/（kg·d），必要时可增至 5μg/（kg·d），可引起短暂血压下降。常见不良反应有镇静、唾液过多或过少、腹泻。

3. 哌咪清　开始 1mg/d，每 5 日增加 1mg，通常剂量为 7 ~ 16mg/d，用于氟哌啶醇无效或不良反应严重而不能耐受者。

4. 利他林　对注意力不集中伴多动者有较好疗效，每次 10mg，每天早、午服。

5. 其他药物　如奋乃静、氯硝西泮、卡马西平控制痉挛，及精神心理治疗。

（二）中医诊治

【辨证施治】

1. 肝风内动

[临床表现] 眨眼甩头，抽动秽语，各种怪声，眩晕耳鸣，舌红绛干燥，脉多弦数兼滑。

[治则] 平肝熄风。

[方药] 天麻钩藤饮加减。

[常用中成药] 天麻丸。

2. 心火亢盛

[临床表现] 眨眼甩头，抽动秽语，各种怪声，口舌生疮，甚或狂乱，舌边尖红苔黄，脉动数。

[治则] 清心泻火。

[方药] 导赤散或清心莲子饮加减。

［常用中成药］牛黄清心丸。

3. 血虚生风

［临床表现］眨眼甩头，抽动秽语，各种怪声，面色无华，爪甲不荣，舌淡苔白，脉细弱。

［治则］补养气血，滋阴熄风。

［方药］阿胶鸡子黄汤加减。

［常用中成药］阿胶膏。

4. 痰蒙神窍

［临床表现］眨眼甩头，抽动秽语，各种怪声，神情痴呆，抑郁，朦胧昏昧，苔腻脉滑。

［治则］化痰开窍。

［方药］礞石滚痰丸加减。

［常用中成药］礞石滚痰丸。

第七章 *Chapter*

自主神经疾病

第一节 特发直立性低血压

（一）西医诊治

【临床表现】

中年发病，男性多见，缓慢起病。

1. 自主神经功能障碍 直立体位出现眩晕、昏厥、视力模糊、全身无力，卧位血压正常，站立时收缩压及舒张压可下降 3~5kPa 或更多，轻者直立较长时间出现症状，重者立即出现昏厥需长时间卧床。男患者在直立性低血压出现前常已有心功能不全。

2. 明显的括约肌功能障碍 如尿失禁、尿潴留、便秘、腹泻，局部或全身无汗，瞳孔不等大、眼睑下垂。体表温度异常，由于迷走神经背核损害可出现声嘶、吞咽困难和心跳骤停。

3. 躯体神经损害 可逐渐出现锥体外系损害如肌强直、震颤、动作减少，还可伴发小脑症状如眼球震颤、平衡障碍，部分患者出现腱反射亢进、病理反射阳性。

【西医诊断要点】

（1）夜晚、白天起床或久立后出现昏厥，侧卧位及直立位血压变动，每分钟一次连测 5~10 分钟，若直立位时收缩压下降达 50mmHg 时，并有临床症状又无明确病因时，可为诊断本病的依据。

（2）辅助检查：24 小时尿中去甲肾上腺素和肾上腺素排泄量低于正常，皮肤划痕试验减弱或消失，冷实验测压反应消失。

【西医鉴别诊断】

以昏厥为主要表现者应与单纯性昏厥及直立性低血压昏厥相鉴别，最主要的就是本病有多种自主神经症状，后两者少见。以锥体外系症状首发者应与帕金森病相鉴别。

【西医治疗】

寻找致病因素并作病因治疗。

1. 综合治疗　睡眠时将床头抬高 20~30cm，起立下床时动作要缓慢，下地直立后进行全身肌肉运动，促进静脉血液的回流，可预防晕厥的发生。或穿弹力的紧身衬裤。

2. 药物治疗　麻黄素 75mg/d，分 3 次口服；或用苯异丙胺 30~60mg/d，分 2~3 次口服；利他林 20~40mg/d，分 2 次口服。

严重者试用肾上腺皮质激素。

多巴丝肼与单胺氧化酶抑制剂合并应用。多巴丝肼 250mg/d，分 2 次口服，逐渐增加至 750mg/d，分 3 次口服。

3. 注意营养，增强体质 服用各种维生素，并加强体育锻炼。

（二）中医诊治

【辨证施治】

1. 气脱证

［临床表现］起床或久立后出现昏厥，大汗淋漓，精神萎靡，气短不续，舌淡胖，脉细微。

［治则］益气固脱，回阳救逆。

［方药］独参汤或参麦注射液。

2. 气闭证

［临床表现］起床或久立后出现昏厥，可见神志昏迷，躁动不安，大便秘结，舌苔厚腻，脉弦数或滑沉。

［治则］降逆理气，散结启闭。

［方药］八味顺气散加减。

第二节　自主神经功能紊乱

（一）西医诊治

雷诺病

【临床表现】

大多数患者仅累及手指，不到一半患者可同时累及足趾，仅累及足趾的病例极少。某些病例可累及鼻尖、外耳、面颊、舌、口唇胸部及乳头。疾病早期仅 1~2 个手指受累，后期则多个手指受累并累及足趾。拇指因血供丰富常不受累。

临床表现有间歇性的肢端血管痉挛伴有疼痛及感觉障碍，每次发作可分为如下 3 期。

1. 缺血期 环境温度降低或情绪激动时，两侧手指或足趾、鼻尖、外耳苍白、僵冷，在肢端温度降低同时，皮肤出冷汗，常伴有蚁行感、麻木感或疼痛感，每次发作的频率及时限各异，常持续数分钟至数小时。

2. 缺氧期 局部缺血期继续，同样有感觉障碍及皮肤温度降低，但肢端青紫或呈蜡状，有疼痛，延续数小时至数日，然后消退或转入充血期。

3. 充血期 动脉充血、温度上升、皮肤潮红，然后恢复正常。也可开始发作即出现青紫而无苍白，或在苍白后即转为潮红，某些病例在苍白或青紫后即代之以正常色泽，经过多次发作至晚期指尖偶有溃疡或坏疽，肌肉及骨质可有轻度萎缩。

【西医诊断要点】

1. 诊断标准

（1）发作由寒冷或情感刺激诱发。

（2）双侧受累。

（3）一般无坏疽，即使有仅限于指尖皮肤。

（4）无其他引起血管痉挛发作疾病的证据。

（5）病史 2 年以上。

2. 体格检查 除指趾发凉，有时可发现手部多汗，其余正常。桡动脉、尺动脉、足背动脉及胫后动脉搏动均存在。

3. 辅助检查

（1）激发试验：①冷水试验：指趾浸入 4℃ 冷水中，75% 可诱发颜色变化。② 握拳试验两手握拳 1.5 分钟后，于弯曲状态松开手指，部分患者可出现发作时的颜色改变。③将全身暴露于寒冷环境，同时将手浸于 10～15℃ 水中，发作的阳性率更高。

（2）血管无创性检查：激光多普勒可测定手指寒冷刺激时的血流量。

（3）指动脉造影：分别在冷刺激前后作，如发现血管痉挛，可于动脉内注射盐酸妥拉苏林后再次造影，了解血管痉挛是否缓解，造影可以显示动脉管腔变小，严重者可见动脉内膜粗糙，管腔狭窄，偶见动脉闭塞。

（4）血沉：应作为常规检查，如异常则支持继发性雷诺现象。

【西医鉴别诊断】

雷诺病应与雷诺现象相鉴别。雷诺现象指继发于其他疾病的肢端动脉痉挛现象，常见于自体免疫性疾病如硬皮病、皮肌炎、系统性红斑狼疮、类风湿关节炎、结节性动脉炎，亦可见于脊髓空洞症、前斜角肌综合征和铅砷中毒性周围神经炎患者。雷诺现象程度更严重，组织坏死常见、分对称性分布，甲皱毛细血管扩张管腔不规则祥增大。

【西医治疗】

尽量减少肢体暴露在寒冷中的机会，加强锻炼，避免精神紧张，保持患部温暖。

1. 一般治疗 保持患部温暖，全身保暖，增添衣袜，在气候温暖干燥的地方工作。避免指趾损伤引起溃疡，绝对戒烟。避免精神紧张、情绪激动。

2. 物理疗法 应用冷热交替水疗法、光疗法、直流电疗法及按摩疗法。

3. 药物治疗 一般治疗无效，血管痉挛发作影响患者日常生活，出现指趾营养性病变时，可考虑药物治疗。

（1）钙离子拮抗剂：目前最常用首选药物，主要扩张周围血管。硝苯地平，每次 10～20mg，口服，每日 3 次。常见不良反应是面部发红、发热、头痛、踝部浮肿、心动过速，可用缓释剂减轻不良反应，若硝苯地平缓释剂仍不能耐受，可用尹拉地平、氨氯地平。地尔硫草，每次 60mg，口服，每日 3 次，连用 2 周，疗效较差。

（2）血管扩张剂：草酸萘呋胺（5－羟色胺受体拮抗剂），可缩短发作持续时间及减轻疼痛，每次 0.2g 口服，每日 3 次。烟酸肌醇脂，4.0g/d，服药 3 个月后疗效才明显。利血平（儿茶酚胺耗竭剂）：0.25mg/d，分 3 次口服；盐酸妥拉苏林每次 25～50mg，分 3 次口服，用药后无不良反应可加至

100mg/次，每日 3 次，或 25～100mg，肌内注射，每日 1 次；甲基多巴可用于痉挛明显或踝部水肿者，少量开始成人 0.25g/次，每日 2～3 次，最高不超过 2g/d，分 4 次口服；罂粟碱每次 30～60mg 口服，每日 3 次，或低分子右旋糖酐 250～500ml，静脉滴注，每日 1 次，7～10 天为一个疗程。

（3）前列腺素：前列环素和前列地尔有较强的扩张血管抗血小板聚集作用，难治者疗效较好，缺点是需静脉用药且不稳定，应用受限制。尹洛前列素 每分钟 0.5～2μg/kg，静脉滴注持续 6 小时，每日 1 次，3～5 天为一疗程，大多数患者疗效可持续 6 周到半年。

（4）严重坏疽继发感染者，配合抗生素治疗，巴比妥类镇静药及甲状腺素能减轻动脉痉挛，伴硬皮病的严重患者可应用低分子右旋糖酐静脉滴注。

4. 充血期治疗　此期主要调整自主神经药物及中药治疗，常用药物有 B 族维生素、谷维素，中药治疗以活血助阳为主，复方丹参注射液每次 2ml，肌内注射，每日 2 次，连用 30 天；毛冬青每次 4～8g，肌内注射，每日 1 次，连用 30 日。

5. 外科治疗　交感神经切除术，或应用长效普鲁卡因阻滞，有一定或良好效果，尤其是对下肢雷诺病有良好的效果。

红斑性肢痛症

【临床表现】

（1）多数患者于双侧肢端发病，双足最常见，少数患者可仅见于单侧。病情进展缓慢，表现为患处皮肤阵发性皮温升高，皮肤潮红、肿胀、剧烈疼痛，疼痛为阵发性持续数分钟、数小时或数日，为烧灼痛，夜间明显且发作次数较多。

（2）温热、行动、肢端下垂或长时间站立均可引起或加剧发作。冷水浸足、休息或将患肢抬高时，灼痛可减轻，因此患者喜欢处在温度较低环境中。

（3）体检可见患处皮肤潮红、压之红色可暂时消失，温度升高、血管扩张、轻度肿胀、足背动脉与胫后动脉搏动正常。发作期间，患处皮温多低于对侧皮肤，反复发作者可见皮肤与指甲变厚。极少数严重患者可因营养障碍而出现溃疡或坏疽。

【西医诊断要点】

（1）肢端阵发性的红、肿、热、痛四大症。

（2）无局部感染炎症。

（3）受热后疼痛加剧、冷敷后疼痛减轻。

（4）排除血栓闭塞性脉管炎、糖尿病性周围神经病以及雷诺病，红斑性肢痛症。有时是红细胞增多症、血小板增多症等疾病的首发症状，因此对每个首发病例，积极排除可能继发红斑性肢痛症的疾病。

【西医鉴别诊断】

1. 雷诺病　多见于青年女性，由于交感神经功能紊乱引起的肢端局部缺血现象，遇冷是主要诱因。临床可见苍白、发绀、潮红、局部温度低。治疗原则为保暖，使用血管扩张剂或交感神经封闭。

2. 血栓闭塞性脉管炎　多见于中青年男性，主要为血流不足引起的症状，可分为局部缺血期、营养障碍期、坏疽期。出现间歇性跛行、皮肤苍白发绀及足背动脉搏动减弱（或消失），足部干性坏疽。

3. 小腿红斑病　寒冷为发病诱因，红斑以小腿为主，无明显疼痛。

【西医治疗】

1. 一般治疗　急性期卧床休息，避免久站抬高患肢。局部冷敷或将肢体置于冷水中以减轻疼痛。急性期后，加强肢体活动锻炼，避免任何引起局部血管扩张的刺激。

2. 药物治疗

（1）局部可以用中草药外敷。如黄柏、黄芩、大黄各30g，青黛15g，蜂蜜调匀敷于患处。

（2）对继发于血小板增多症等血液疾病的红斑性肢痛患者，可口服小剂量阿司匹林50～100mg。

（3）5－羟色胺再摄取抑制剂，文法拉辛18.75～75mg，每日2次，或舍曲林25～200mg，每日1次，部分患者对此类药物极敏感，应从小剂量开始。

（4）前列腺素：可通过松弛毛细血管前括约肌、改善营养通路内的血液循环缓解症状，可口服米索前列醇400μg，每日2次，或静脉滴注 PGE_1、PGI_2，从小剂量开始逐渐加量。

（5）三环类抗抑郁药（阿米替林、丙咪嗪）、钙离子拮抗剂（尼莫地平、地尔硫卓）、β受体阻滞剂（普萘洛尔）、加巴喷丁、氯硝西泮也对红斑性肢痛患者有效。

3. 封闭疗法 选踝上做环状封闭，或于骶部硬膜外封闭（骶管麻醉）或进行腰交感神经节阻滞。

4. 物理疗法 超声波或超短波治疗，也可用短波紫外线照射的方法，作用机制：紫外线对患者皮肤有消炎消肿作用；使神经纤维可逆性变性，刺激生物大分子物质合成与释放，调节自主神经系统。

5. 其他 对于激发红斑性肢痛症患者积极治疗原发病。

面偏侧萎缩

【临床表现】

（1）起病隐袭，进行性发展。

（2）面部萎缩过程可在面部任何部位开始，以眶上部、颧部较为多见。病区皮肤萎缩、皱褶，常伴色素沉着，白斑、毛细血管扩张，汗分泌增加或减少，唾液分泌减少，颧骨、额骨等下陷。

（3）部分病例出现瞳孔变化、虹膜色素减少、眼球内陷或突出，面部疼痛或轻度病例感觉障碍、面肌痉挛等。

【西医诊断要点】

典型的的单侧面部萎缩，渐进性发展，而肌力不受影响不难诊断。

【西医治疗】

无特效药物。对症治疗可采用针灸、理疗、推拿等。

自发性多汗症

【临床表现】

1. 全身性多汗　表现周身易出汗，外界或内在因素刺激时加剧。患者皮肤因汗液多，容易发生擦破、汗疹及毛囊炎等并发症。

2. 局限性多汗　好发于头、颈、腋及肢体的远端，通常两侧对称发生，有的仅发生于一侧或身体某一小片部位，有些患者的手部及足底经常流冷汗，尤其在紧张时，汗珠不停地渗流。有些患者手足部皮肤除湿冷外，有呈苍白色或青紫色，偶尔可发生水泡及湿疹样皮炎。有些患者发生臭汗症。

3. 偏身多汗　可见身体一侧多汗，常无神经系统体征。皮肤划痕试验阳性。

4. 耳颞综合征　一侧脸的颞部发红，伴局限性多汗症。多汗常发生于进食酸、辛食物刺激味觉后，引起反射性出汗，某些病例尚伴流泪。

【西医诊断要点】

据病史、症状、客观检查常无神经系统体征可资诊断。

【西医治疗】

（1）局限性多汗，特别是四肢远端或颈部为主者，可用3%～5%甲醛溶液局部擦拭；或用0.5%

醋酸铝溶液每日一次浸泡，每次 15～20 分钟。

（2）全身多汗者可口服抗胆碱能药物，如阿托品或颠茄合剂、普鲁本辛等抑制全身多汗症。对精神紧张者，可给予氯丙嗪、地西泮、利眠宁等。

（3）物理疗法：可应用自来水离子透入法，每周 2～3 次，以后每月 1～2 次维持，可获得疗效。

（4）对经过综合内科治疗而无效的局限性顽固性多汗症，且妨碍工作及生活者，可考虑交感神经切除术。

（二）中医诊治

【辨证施治】

1. 气虚证

［临床表现］神疲乏力，面色㿠白，呼吸气短，语声低微，心悸自汗，舌淡，脉虚细无力。

［治则］益气治本。

［方药］四君子汤加减。

2. 营卫不和

［临床表现］汗出恶风，周身酸楚，半身局部出汗，苔薄白，脉缓。

［治则］调和营卫。

［方药］桂枝汤加减。

3. 心血虚

［临床表现］心悸怔忡，面色淡白或萎黄，失眠健忘，唇舌色淡，脉细弱。

［治则］补血养心，镇惊安神。

［方药］四物安神汤加减。

4. 阴虚内热

［临床表现］低热盗汗，五心烦热，口干欲饮，小便短赤，大便干结，舌质红少津，脉细数。

［治则］滋阴降火。

［方药］知柏地黄丸加减。

［常用中成药］知柏地黄丸。

5. 肝胆湿热

［临床表现］口苦纳呆，脘腹胀闷，大便不调，小便赤，舌苔黄腻，脉弦数。

［治则］清热利湿，疏肝利胆。

［方药］龙胆泻肝汤加减。

［常用中成药］龙胆泻肝丸。

6. 脾经湿热

［临床表现］脘痞腹胀，纳呆呕恶，肢体困重，舌苔黄腻，脉濡数。

［治则］清化湿热，运脾理气。

［方药］泻黄化湿散加减。

7. 火热证

［临床表现］高热恶热，烦渴躁狂，面红目赤，口舌时有生疮，大便秘结，舌红苔黄燥，脉数有力。

［治则］清热解毒。

［方药］黄连解毒汤加减。

［常用中成药］黄连上清丸、牛黄清心丸。

8. 阴虚阳浮

[临床表现] 颜面烘热，汗出而热，手足温，颧红而盗汗，有烦躁失眠。舌质红少苔，脉细数。

[治则] 滋阴降火。

[方药] 龟柏地黄汤加减。

[常用中成药] 知柏地黄丸。

第八章　*Chapter*

神经系统变性疾病

第一节　阿尔茨海默病（AD）

（一）西医诊治

【临床表现】

持续进行性的智能衰退而无缓解。

1. 记忆障碍　早期近记忆力受损，远记忆力损害相对较轻

2. 认知障碍　掌握新知识、熟练运用及社交能力下降，随时间推移加重。严重时出现定向力障碍先出现时间定向障碍，后出现空间定向障碍，此时患者经常迷路，在自己熟悉的环境中也很难达到目的。

3. 精神症状　疾病早期有较严重抑郁倾向，随后患者开始出现人格障碍和精神症状，如妄想、幻觉、错觉。

4. 其他　患者还会出现失语、失认、计算不能，患者通常不能继续原有工作，不能继续理财，病程早中期查体一般无阳性体征，部分患者可出现。晚

期逐渐出现锥体系和锥体外系病变体征，如肌张力增高、运动迟缓、拖曳步态、姿势异常，最终患者可出现强直性或屈曲性四肢瘫痪，患者智能减退显著，常表现为缄默，但如果查体中发现小脑、周围神经、动眼神经的体征则需考虑其他类型神经系统变性病的诊断。

【西医诊断要点】

（1）阿尔茨海默病的临床诊断依据是隐袭性起病，进行性智能衰退、记忆障碍、认知障碍与精神症状明显，神经功能缺失症状轻微和影像学改变，确诊依据特征性病理改变。

（2）症状标准：①符合器质性精神障碍的诊断标准。②全面性智能性损害。③无突然的卒中样发作，疾病早期无局灶性神经系统损害的体征。④无临床或特殊检查提示智能损害是由其他躯体或脑的疾病所致。⑤下列特征可支持诊断但非必备条件：a. 高级皮层功能受损可有失语失认失用。b. 淡漠缺乏主动性活动，或易激惹和社交行为失控。c. 晚期重症病例可能出现帕金森症状和癫痫发作。d. 躯体、神经系统，可从实验室证明有脑萎缩。⑥神经病理学检查有助于确诊。

（3）严重标准：日常生活和社会功能明显受损病程标准 起病缓慢，病情发展虽可暂停但难以逆转排除标准 排除脑血管病等其他脑器质性病变所致智能损害、抑郁症等精神障碍所致的假性痴呆、精神发育迟滞，或老年人良性健忘症。

（4）阿尔茨海默病痴呆可与血管性痴呆共存，如果脑血管病发作叠加于阿尔茨海默病的临床表现和病史之上，可引起智能损害症状的突然变化，这些病例应该双重诊断。如果血管性痴呆发生在阿尔茨海默病之前，仅根据临床表现可能无法做出阿尔茨海默病诊断。

（5）AD 分型：①老年前期型：起病 < 65 岁，症状进展迅速较早出现失语失写失用等症状。②老年型：起病 > 65 岁，病情进展缓慢，以记忆损害为主要表现。③非典型或混合型：临床表现不能归结于上述二型者。④其他或待分类的 AD 病：有时为研究方便也可分为下列几型：家族型、早发型（发病年龄 < 60 岁）、21 号染色体三联体型、合并其他变性病（如帕金森病）。

【西医鉴别诊断】

1. 脑血管性痴呆 急性起病，偶可亚急性甚至慢性起病，症状波动性进展或阶梯性恶化，有神经系统定位体征，既往有高血压或动脉粥样硬化或糖尿病病史，可能有多次中风史，影像学可发现多发的脑血管性病灶。循证医学证据表明此类痴呆可能是老年期痴呆的重要原因。

2. Pick 病 早期出现人格、精神障碍，遗忘则出现较晚，影像学示额叶和颞叶脑萎缩，与 AD 弥漫性脑萎缩不同，又称额颞叶痴呆，病理表现在新

皮质和海马的神经细胞内出现银染的胞浆内包涵体
——Pick 小体。

3. Lewy 体痴呆 表现为波动性认知功能障碍、反复发生的视幻觉和自发性锥体外系功能障碍三个主征。患者一般对镇静药异常敏感。

4. 老年人良性健忘症 神经心理学量表显示其近记忆力正常，无人格、精神障碍，健忘经提醒可改善。

5. 抑郁症等精神障碍所致的假性痴呆 有明显的抑郁倾向，抗抑郁治疗有效。

6. 轻度认知障碍 目前认为是独立疾病，患者仅有记忆障碍，无其他认知障碍。

7. 帕金森病合并椎体外系运动障碍 多巴胺类药物治疗有效。

8. 正常颅压脑积水 表现为痴呆、尿失禁、步态不稳。

9. 克－雅病 急性或亚急性起病，迅速进行性智力丧失伴肌阵挛，脑电图在慢波背景上出现广泛双侧同步双相或三相周期性尖慢复合波。

【西医治疗】

1. 一般支持治疗 予扩张血管，改善脑血液供应、神经营养和抗氧化治疗，此为基础治疗，常用药物有银杏叶制剂、阿米三嗪、都可喜、α 受体阻滞剂、吡拉西坦、维生素 E 等。如有抑郁、失眠、癫痫发作，可对症治疗。

2. 心理社会治疗 鼓励早期患者参加各种社会活动和日常活动以延缓衰退速度。但对有精神、认知功能、视空间功能障碍、行动困难的患者提供必要照顾以防意外，外出活动且无人陪同时要携带有效身份证明、联系方式，以防走失。

3. 抗痴呆药物治疗 最常用的药物是乙酰胆碱酯酶抑制剂和 NMDA 受体拮抗剂。

（1）乙酰胆碱酯酶抑制剂：安理申（多奈哌齐）：5～10mg/d，睡前服。艾斯能、美曲丰、毒扁豆碱，石杉碱甲（哈伯因）。

（2）NMDA 受体拮抗剂：美金刚，病情轻微者治疗 2 周就可见效，严重者 6～12 周也可改善症状。

（3）其他：通过不同环节缓解部分症状。如神经营养因子：脑活素、神经生长因子、脑源性神经营养因子等。脑代谢增强剂：氢麦角碱、都可喜、吡拉西坦、胞二磷胆碱等。抗氧化剂：褪黑素、维生素 E 等。雌激素。

（二）中医诊治

【辨证施治】

1. 脑萎髓空

［临床表现］喜怒无常，记忆减退，精神萎靡，腰膝酸软，舌体瘦质偏红而苔少，脉细数。

［治则］填精补髓，温阳益脑。

［方药］益脑填髓汤加减。

2. 肝肾阴虚

［临床表现］记忆力衰退，智力减退，眩晕耳鸣，腰膝酸软，视物昏花，五心烦热，午后潮热，舌红少苔或无苔，脉沉弦细数。

［治则］滋补肝肾。

［方药］二至加味丸加减。

［常用中成药］六味地黄丸。

3. 脾肾阳虚

［临床表现］记忆力衰退，智力减退，形寒肢冷，消瘦神疲，腰细酸冷，小便频数，舌质淡胖而有齿痕，脉沉迟细弱。

［治则］温补脾肾。

［方药］新定拯阳理劳汤合安肾汤加减。

4. 气血两虚

［临床表现］记忆力衰退，智力减退，神疲乏力，面色无华，心悸失眠，舌淡而嫩，脉细数无力。

［治则］调理脾胃，气血双补。

［方药］八珍汤加减。

［常用中成药］归脾丸。

5. 血浊证

［临床表现］记忆力减退，思维迟钝，或欲结瘤，舌暗脉涩、弦或微沉。

［治则］清血化浊，行血醒脑。

［方药］化浊行血汤加减。

6. 痰蒙神窍

[临床表现] 记忆力衰退，智力减退，神情痴呆，抑郁，朦胧昏昧，苔腻，脉滑。

[治则] 化痰开窍。

[方药] 礞石滚痰丸加减。

[常用中成药] 礞石滚痰丸。

7. 脑瘀阻滞

[临床表现] 记忆力衰退，智力减退，时有头痛，痛有定处，舌暗，脉涩。

[治则] 化瘀通脑，活络行滞。

[方药] 通脑活络汤加减。

[常用中成药] 血府逐瘀胶囊。

第二节　Pick 病

（一）西医诊治

【临床表现】

中年发病，比较少见，女性多于男性，可有常染色体显性遗传家族病史，除进行性痴呆、还有局灶性脑病变。所有患者都有智能减退，初期智能减退不明显，而以情感、意志和人格改变为主要症状，晚期精神衰退，可能出现情感障碍，缺乏主动性，终至于全身衰竭。

【西医诊断要点】

（1）辅助检查：脑电图正常，颅脑 CT 或 MRI

以脑的局限性萎缩为主，而且两侧萎缩程度常不对称，以额叶局限性萎缩为主，偶见脑室扩大，具有特征性"刀切"萎缩外观，又称为脑叶萎缩症。神经病理显微镜下可见神经元肿胀呈球形，色黄白，细胞浆内尼氏小体减少。半数以上见 Pick 包涵体。亦可见老年斑及神经纤维缠结，但较阿尔茨海默病（AD）少见。

（2）本病在临床上与阿尔茨海默病（AD）几乎不能鉴别。神经系统的局灶体征、颅脑影像学及神经病理学检查的特征性表现有助于诊断。

（3）并发症；主要为继发感染及消耗性疾病。

【西医治疗】

目前尚无特异性治疗，仅为对症及营养支持治疗。

（二）中医诊治

【辨证施治】

同阿尔茨海默病。

1. 脑萎髓空

［临床表现］喜怒无常，记忆减退，精神萎靡，腰膝酸软，舌体瘦质偏红而苔少，脉细数。

［治则］填精补髓，温阳益脑。

［方药］益脑填髓汤加减。

2. 肝肾阴虚

［临床表现］记忆力衰退，智力减退，眩晕耳鸣，腰膝酸软，视物昏花，五心烦热，午后潮热，

舌红少苔或无苔，脉沉弦细数。

　　[治则]　滋补肝肾。

　　[方药]　二至加味丸加减。

　　[常用中成药]　六味地黄丸。

3. 脾肾阳虚

　　[临床表现]　记忆力衰退，智力减退，形寒肢冷，消瘦神疲，腰细酸冷，小便频数，舌质淡胖而有齿痕，脉沉迟细弱。

　　[治则]　温补脾肾。

　　[方药]　新定拯阳理劳汤合安肾汤加减。

4. 气血两虚

　　[临床表现]　记忆力衰退，智力减退，神疲乏力，面色无华，心悸失眠，舌淡而嫩，脉细数无力。

　　[治则]　调理脾胃，气血双补。

　　[方药]　八珍汤加减。

　　[常用中成药]　归脾丸。

5. 血浊证

　　[临床表现]　记忆力减退，思维迟钝，或欲结瘤，舌暗脉涩、弦或微沉。

　　[治则]　清血化浊，行血醒脑。

　　[方药]　化浊行血汤加减。

6. 痰蒙神窍

　　[临床表现]　记忆力衰退，智力减退，神情痴呆，抑郁，朦胧昏昧，苔腻，脉滑。

　　[治则]　化痰开窍。

［方药］礞石滚痰丸加减。

［常用中成药］礞石滚痰丸。

7. 脑瘀阻滞

［临床表现］记忆力衰退，智力减退，时有头痛，痛有定处，舌暗，脉涩。

［治则］化瘀通脑，活络行滞。

［方药］通脑活络汤加减。

［常用中成药］血府逐瘀胶囊。

第九章 *Chapter*

脱髓鞘疾病

第一节　多发性硬化

（一）西医诊治

【临床表现】

亚急性起病，发病年龄 20~40 岁。空间、时间多发性，前者指病变部位多发，后者指缓解-复发的病程。多发性硬化体征多于症状，如主诉一侧下肢无力、麻木刺痛感的患者，查体时往往可见双侧皮质脊髓束或后索受累的体征。可见如下症状体征。

1. 肢体无力　运动障碍一般下肢比上肢明显，可为偏瘫、截瘫、四肢瘫，以不对称瘫痪最常见，腱反射早期正常，以后可发展为亢进，腹壁反射消失，病理反射阳性。

2. 感觉异常　浅感觉障碍表现为肢体躯干或面部针刺麻木感，异常的肢体发冷、蚁行感、瘙痒感以及尖锐、烧灼样疼痛及定位不明确的感觉异常。被动屈颈时会诱导出刺痛感或闪电样感觉从颈部放射至背部，此为特征性症状。

3. 眼部症状　急性视神经炎或球后视神经炎，

急起单眼视力下降，有时双眼同时受累，眼底检查早期可见视乳头水肿或正常，以后出现视神经萎缩。核间性眼肌麻痹是本病重要体征，提示内侧纵束受累：患者向一侧侧视时，同侧眼球不能内收，对侧眼球外展时伴粗大眼球震颤，双眼内聚正常。旋转性眼球震颤高度提示本病。

4. 共济失调　部分晚期患者可见眼球震颤、意向性震颤、吟诗样语言。

5. 发作性症状　指持续时间短暂、可被特殊因素诱发的感觉或运动异常，每次持续数秒至数分钟不等，频繁、过度换气、焦虑或维持肢体某种姿势可诱发。多见于复发缓解期，强直痉挛、感觉异常、构音障碍、共济失调、癫痫、疼痛不适为较常见的多发性硬化发作性症状。局限于肢体或面部的强直性痉挛，常伴放射性异常疼痛，也叫通行痉挛，发作时一般无意识丧失和脑电图异常。

6. 精神症状　可见抑郁、易怒、脾气暴躁，部分表现欣快、兴奋，也可见淡漠、嗜睡、强哭强笑、反应迟钝、智能低下。

7. 其他症状　膀胱功能障碍包括尿频尿急尿潴留尿失禁，常与脊髓功能障碍合并出现。还可伴有周围神经损害和多种自身免疫性疾病，如风湿病、类风湿综合征、干燥综合征、重症肌无力。

【西医诊断要点】

1. 诊断标准

（1）2个部位，2次发作。

（2）症状至少持续 24 小时；病灶直径至少 3mm，新旧病灶间隔至少 30 天。

（3）病灶分布至少 1 个带下；1 个近皮质，至少 3 个脑室周围病灶。

2. 辅助检查

（1）鞘内 IgG 合成：重要辅助指标。约 70% 患者 IgG 指数增高。病程中连续两次检测 CSF – Alb/S – Alb 比值正常，而 CSF – IgG/S – IgG 比值增高 4 倍以上时，可确认鞘内合成。IgG 指数就是［CSF – IgG/S（血清）– IgG］/［CSF – Alb（白蛋白）/S – Alb］。

（2）寡克隆 IgG 带：85% ~ 95% 患者可在脑脊液中检出，检测寡克隆 IgG 带应将待测 CSF 和血清同时进行，CSF 中存在寡克隆 IgG 带而血清中缺如，提示寡克隆 IgG 是鞘内合成，支持多发性硬化诊断，但这项检查并非多发性硬化的特征诊断，也可见于中枢神经系统感染（Lyme 病、神经梅毒和人类免疫缺陷病毒感染）、结缔组织病并发中枢神经系统损害、肿瘤、其他脱髓鞘性疾病。

（3）MRI 检查：MRI 检查是最有效的检测该病的辅助检查手段，表现为白质内多发长 T_1、长 T_2 异常信号，脑内病灶直径常 < 1.0cm，一般为 0.3 ~ 1.0cm，散在分布于脑室周围、胼胝体、脑干与小脑，少数在灰白质交界处。脑室旁病灶呈椭圆形或线条形，其长轴与头颅矢状位垂直。脊髓多发性硬化病灶以颈胸段多见，多为散在小点状、斑块状、

圆形或椭圆形，部分病灶可融合。

（4）热水浴实验：将患者放在40℃水浴中，出现新的阳性体征和原有的体征加重。

【西医鉴别诊断】

1. 急性播散性脑脊髓炎 首次发作应与多发性硬化鉴别，前者常发生于感染或疫苗接种后，好发于儿童，起病较多发性硬化急，病情更凶险，常伴发热、剧烈头痛或神经根放射痛，脑膜刺激征、精神异常、意识障碍等，球后视神经炎少见，病程比多发性硬化短，多无缓解复发病史。

2. 脑白质营养不良 指遗传因素所致的中枢神经系统髓鞘发育异常的疾病，多发生于儿童或青少年，起病隐袭、进行性加重，无缓解复发，MRI示病灶对称。

3. 脊髓肿瘤 慢性起病，症状进行性加重，腰穿奎氏试验常不通畅，脑脊液蛋白明显升高，MRI可显示病变有占位效应。

【西医治疗】

1. 皮质类固醇 能促进血脑屏障的恢复，缩短急性期和复发期的病程。但不能防止复发，且对进展型多发性硬化疗效不佳甚至无效。

（1）甲泼尼龙：减轻炎症和水肿，主张在多发性硬化的急性活动期使用，有利于促进急性期恢复，主张大剂量短期疗法，甲泼尼龙1000mg加入5%葡萄糖静脉滴注，3~4小时滴完，每日1次。或分2次静脉滴注，每次500mg，连用3~5天，然后改口服泼尼松 60mg/d，逐渐减量至停药；治疗过程中注意定期检查电解质，常规补钾和使用抗酸剂。

（2）泼尼松：80mg/d，口服 1 周，依次减为 60mg/d，5 天；40mg/d，5 天；以后每 5 天减 10mg，连用 4~6 周为 1 疗程。

2. β - 干扰素　IFN - βla 和 IFN - βlb，IFN - βla 30μg 每周肌内注射 1 次，或 IFN - βlb 50μg，隔日皮下注射 1 次，持续 2 年。14%~20% 的长期使用 IFN - β 的患者可产生中和抗体，降低药物疗效。半数患者在治疗的初期可出现流感样症状、注射部位红斑、发冷、肝功能异常、呕吐、白细胞减少等现象，大剂量使用时可出现抑郁症。近年有新药优特克单抗（ustekinumab），不良反应较少，疗效好，但尚未在国内市场使用。

3. 免疫抑制剂　常规免疫抑制药如甲氨蝶呤、环磷酰胺、环孢素 A 等可减轻症状，但对于 MRI 显示的脱髓鞘病灶无减少趋势且全身不良反应大，较少应用，仅用于糖皮质激素治疗无效的患者。

（1）硫唑嘌呤：可缓解病情进展降低复发率，不影响致残进展，2mg/（kg·d）口服，治疗 2 年。

（2）甲氨蝶呤：7.5mg/w，口服，治疗 2 年。

（3）环磷酰胺：常治疗快速进展型多发性硬化，目前主张小剂量长期方案，口服每次 50mg，每天 2 次，维持 1 年。出血性膀胱炎、白细胞减少等为常见不良反应。

（4）环孢素 A：5~10mg/（kg·d）。

4. 免疫球蛋白（Ig） 目前多主张用大剂量冲击治疗，0.4g/（kg·d），3~5天为1疗程。可根据病情需要每月加强治疗一次，连续应用3~6个月，不良反应见一过性头痛、恶心、下肢水肿，偶出现癫痫、偏头痛、视网膜坏死、高黏血症、急性肾功能衰竭、肺栓塞、脑栓塞、无菌性脑膜炎、急性心肌梗死等。

5. 血浆置换疗法 主要用于对大量糖皮质激素治疗不敏感或由于不良反应不能继续治疗的患者，以及急性进展型和暴发型多发性硬化者，每次交换50ml/kg，1~2次/周，10~20次一疗程，后继以口服泼尼松数日。与肾上腺糖皮质激素或免疫抑制剂合用疗效更佳，不良反应有寒战、发热、恶心、荨麻疹、低血压、低蛋白血症、血小板减少、溶血性贫血、心律失常。

6. 对症治疗 应重视多发性硬化的对症处理。

（1）痛性痉挛：是多发性硬化行走困难的主要原因。

①首选巴氯芬，从小剂量开始，逐渐增加，一般从5mg，每日3次开始，增加至40~75mg，除非严密监测，一般日剂量不应超过100mg，严重强直时可睡前服用最大剂量以提高疗效，使用1个月以上仍无效时，应逐渐减量停药，改用丹曲林或地西泮治疗，出现抽搐和幻觉时应立即停药，本药对轻微痉挛状态患者效果不明显，治疗费用较高，临床

使用受限。

②卡马西平：起始剂量为 100～200mg/d，分 2～3 次口服，再缓慢加至 600～800mg/d。

③替扎尼定：为 α-受体激动剂，对骨骼、肌肉组织无直接作用，初始剂量为每日 2mg，3 天后每日可增加 2mg，服药后 2～3 小时发挥最大药理作用，作用时间较短，通常分 3～4 次服用，日总剂量不超过 36mg。不良反应有肝转氨酶升高。

④地西泮和氯硝西泮：虽可缓解强直，但可能产生抑郁和依赖性而使应用受到限制，主要用于夜间镇静。地西泮剂量为夜间 10mg，氯硝西泮每日 0.5～1mg。

⑤丹曲林：减少强直方面有效，易导致肌肉无力，故应严格控制适应证，治疗的初始剂量为每日 25mg，分 3～4 次给药，可缓慢增加至 50mg/d，最大剂量不应超过 400mg/d。

（2）膀胱直肠功能障碍：尿潴留可选用拟胆碱药，如氯化氨甲酰胆碱或氯化乌拉碱，每次 5mg，每日 4 次，不良反应为恶心呕吐、腹泻、心动过缓、低血压。尿失禁者宜选用抗胆碱药如溴丙胺太林、溴甲胺太林，无效时改用丙咪嗪，每次 10mg，每日 4 次，可逐渐增至 25mg，每日 4 次。丙咪嗪除具有抗胆碱作用外，还直接松弛平滑肌和兴奋 α-受体，药物治疗无效或严重尿潴留可采用间歇性导尿，严重便秘宜间断灌肠。

（3）疲乏：大部分多发性硬化患者有疲惫感，可选用金刚烷胺100mg，每日2次，近来更多使用苯妥英钠，200mg每日晨服。莫达非尼是中枢兴奋药，主要用于治疗发作性睡病，可改善患者的疲劳症状且耐受性好，用药剂量为200mg/d，疗程3周。

（4）震颤：静止性震颤选用苯海索，每次2mg，每日3次，左旋多巴，250mg，每日3次。意向性震颤可用普萘洛尔，10~20mg，每日3次。

7. 预后 多发性硬化的严重程度难以预先估计，高龄发病者预后不佳，有共济失调及瘫痪者预后较差，以复视、视神经炎、眩晕、感觉障碍为主要症状者预后相对较好

（二）中医诊治

【辨证施治】

1. 肾气虚

［临床表现］肢体疼痛，肢体无力，感觉异常，腰膝酸软，夜间多尿，舌淡苔白，脉沉弱。

［治则］益气补肾。

［方药］大补元煎加减。

2. 肝血虚

［临床表现］肢体疼痛，肢体无力，面色苍白或萎黄，双目干涩，肢体麻木，爪甲、舌色淡，脉细。

［治则］补血养肝。

［方药］补肝汤加减。

［常用中成药］阿胶膏。

3. 肾阴虚

［临床表现］肢体疼痛，肢体无力，感觉异常，五心烦热，足跟痛，腰膝酸软，舌红少津，脉细数。

［治则］滋补肾阴。

［方药］左归丸加减。

［常用中成药］六味地黄丸。

4. 肾阳虚

［临床表现］肢体疼痛，肢体无力，感觉异常，畏寒腰膝酸冷，小便清长，舌淡苔白，尺脉沉细或沉迟。

［治则］温补肾阳。

［方药］右归丸加减。

［常用中成药］金匮肾气丸。

5. 肝风内动

［临床表现］肢体疼痛，肢体无力，眩晕头痛耳鸣，口眼㖞斜，面部觉麻木，舌红绛干燥，脉多弦数兼滑。

［治则］平肝熄风。

［方药］天麻钩藤饮加减。

［常用中成药］天麻丸。

6. 脑瘀阻滞

［临床表现］肢体疼痛，肢体无力，感觉异常，口舌㖞斜，语言謇涩，时有头痛，痛有定处，舌暗红，脉涩。

［治则］化瘀通脑，活络行滞。

〔方药〕通脑活络汤加减。

〔常用中成药〕血府逐瘀胶囊。

7. 脑萎髓空

〔临床表现〕肢体疼痛，肢体无力，感觉异常，喜怒无常，记忆减退，精神萎靡，腰膝酸软，舌体瘦质偏红而苔少，脉细数。

〔治则〕填精补髓，温阳益脑。

〔方药〕益脑填髓汤加减。

第二节　视神经脊髓炎

（一）西医诊治

【临床表现】

多认为本病是多发性硬化的变异型，在我国多见，青壮年患者居多。一般呈急性亚急性起病，分别在数天内或 1~2 个月内达到高峰，少数慢性起病者病情数月内稳步进展进行性加重。半数患者起病前几日至数周有上呼吸道或消化道感染病史，少数可能在病前数日到数周出现低热、咽痛、头痛、眩晕、全身不适、呕吐、腹泻等前驱症状，以后相继或同时出现视神经及脊髓损害征象，间隔时间为数天至数月不等。单相病程表现为迅速相继出现的较严重的视神经炎和脊髓炎，于 5 天左右达高峰。多数复发病程患者视神经炎和脊髓炎间隔期为 5 个月左右，复发型脊髓炎常伴有 Lhermitte 征、痛性痉挛和神经根痛，单相病程患者少见。发生在 1 个月内的双侧视神经炎和脊髓炎通常预示为单相病程。

视神经损害多表现为视神经炎或球后视神经炎，视力下降伴眼球胀痛，眼球活动时更明显，急性期病者受累眼几小时或几天内部分或完全视力丧失。视野改变可见中心暗点及向心性缩小，偏盲少见。视神经炎发病者，眼底检查早期有视乳头水肿，晚期视神经萎缩。球后视神经炎发病者早期眼底正常，晚期出现原发视神经萎缩。急性期患者的视力下降虽较严重，但大部分可在数日数周后显著恢复，少数留有永久性视力障碍。

脊髓损害多为不完全横贯性，体征常不对称，呈播散性或上升性脊髓炎，表现为相应运动感觉自主神经功能障碍。首发症状多为肢体麻木、背痛或肩痛，可放射至上臂或胸痛，若病变在颈段，可出现 Lhermitte 征，重症患者由于严重脱髓鞘使神经冲动扩散，导致痛性痉挛发作、阵发性抽搐。可表现为截瘫或四肢瘫，一般初为弛缓性，以后为痉挛性，出现传导束性感觉障碍。自主神经症状表现为尿潴留、尿失禁、排汗异常、皮肤营养障碍。

【西医诊断要点】

（1）急性或亚急性起病，常有上呼吸道或消化道感染。

（2）相继或同时出现急性视神经炎或急性脊髓炎症状。

（3）一般无视神经和脊髓之外的脑部症状和体征，可有缓解和复发，但不如多发性硬化明显，复发常表现为初发的症状和体征，少有新发病变。

（4）辅助检查：①脑脊液外观一般正常，细胞数轻度增多以淋巴细胞为主，通常不超过 $100 \times 10^6/L$，蛋白含量正常或轻度增高，多在 $1g/L$ 以下，免疫球蛋白轻度增高以 IgG、IgA 为主。②诱发电位：多数患者有视觉诱发电位异常，表现为 P100 潜伏期延长及波幅降低，少数患者脑干听觉诱发电位异常，提示脑内有潜在的脱髓鞘病灶。③ MRI 检查：显示脊髓内有脱髓鞘病灶，表现为长 T_1、长 T_2 异常信号，多数复发型患者脊髓纵向融合病灶超过 3 个，通常可累及 6～10 个脊髓节段，可见脊髓肿胀、占位和增强效应，易与肿瘤相混淆，初发病灶呈均匀强化，复发病灶多为周边增强或不均匀强化。少数患者始终表现为脊髓单一病灶，MRI 表现为同一部位的新旧病灶交替，呈慢性进展、周边强化，外周为新病灶。

【西医鉴别诊断】

1. 急性播散性脑脊髓炎 多发生于某些感染或免疫接种后，病势严重常有发热、头痛、昏迷等脑和脊髓弥漫性损害的体征，一般呈单相病程。

2. 急性脊髓炎 起病急、瘫痪重、病变双侧对称，多遗留病残，病程中无缓解复发，无视神经受损表现。

3. 视神经炎 表现与视神经脊髓炎的眼部症状相同，但始终不出现脊髓病变。如果视神经脊髓炎以视神经损害为首发症状且与脊髓症状间隔较长则鉴别困难。

【西医治疗】

（1）治疗与多发性硬化相同，但应注意病变上升和发生呼吸肌麻痹的情况，并要防止压疮和泌尿道感染。

（2）大剂量糖皮质激素甲泼尼龙 500～1000mg 或地塞米松 20mg。静脉滴注，每日 1 次，连用 3～5 天，继之以大剂量泼尼松口服，可加速视神经脊髓炎的恢复，糖皮质激素治疗无效可考虑血浆置换，约半数患者症状可改善。

（3）视神经脊髓炎临床表现常较多发性硬化严重，多发性硬化发作后通常进入缓解期或缓慢进展期，视神经脊髓炎多因一连串发作而加剧。本病单相型病损重于复发型，但长期预后如视力肌力感觉功能均较复发型好。

（二）中医诊治

【辨证施治】

1. 阴虚肺热

［临床表现］视力减退，肢体麻木，肩背痛，四肢无力，发热口渴，便秘尿黄，舌红苔黄少津，脉细数。

［治则］清热生津，益气养阴。

［方药］竹叶石膏汤加减。

2. 湿热

［临床表现］视力减退，肢体麻木，肩背痛，四肢无力，头身困重或身热不扬，胸闷腹胀，小便赤而不利，舌苔腻，脉濡缓、濡数。

［治则］清热利湿。

［方药］大清化汤加减。

3. 脾胃气虚

［临床表现］视力减退，肢体麻木，肩背痛，四肢无力，面色萎黄，神疲乏力，纳呆腹胀，舌淡红或胖大边有齿痕，脉虚弱。

［治则］健脾益气，和胃养胃。

［方药］补中益气汤加减。

肌肉及神经肌肉接头疾病

第一节　肌肉疾病－进行性肌营养不良

（一）西医诊治

【临床表现】

1. 假肥大型

（1）Duchenne（DMD）肌营养不良症：我国最常见的 X 连锁隐性遗传的肌病，女性为致病基因携带者，所生男孩 50% 发病。

① 3 ~ 5 岁隐袭起病，突出症状为骨盆带肌肉无力，表现为走路慢、脚尖着地、易跌倒。髂腰肌和股四头肌无力而上楼及蹲位站立困难。背部伸肌无力则站立时腰椎过度前凸，臀中肌无力导致行走时骨盆向两侧上下摆动，呈"鸭步"。腹肌和髂腰肌无力，病孩自仰卧位起立时必须先翻身转为俯卧位，然后屈膝关节和髋关节用手支撑躯干成俯跪位，以两手及双腿共同支撑躯干，再用手按压膝部以辅助股四头肌的肌力，身体呈深鞠躬位，最后双手攀附下肢缓慢地站立，此一系列动作称为 Gowers 征，是

DMD 特征表现，随症状加重出现跟腱挛缩、双足下垂、平地步行困难。

②肩胛带肌、上臂肌往往同时受累，肩胛带松弛形成游离肩，前锯肌和斜方肌萎缩无力，举臂时肩胛骨内侧远离胸壁，两肩胛骨呈翼状竖起于背部，称翼状肩胛，两臂前推时最明显。

③ 90% 患儿有肌肉假性肥大，触之坚韧，为首发症状，腓肠肌最明显，三角肌、臀肌、股四头肌、冈下肌、肱三头肌也可发生，萎缩肌纤维周围被脂肪和结缔组织替代，故体积增大而肌力减弱。

④ 多数患者伴心肌损害、心律不齐、右胸前导联出现高 R 波、左胸前导联出现深 Q 波，心脏扩大心瓣膜关闭不全。约30% 患儿有不同程度智能障碍，平滑肌损害可有胃肠功能障碍，如呕吐、腹泻、吸收不良巨结肠等。但面肌、眼肌、吞咽肌、胸锁乳突肌和括约肌不受累。

⑤患儿 12 岁不能行走，需作轮椅，这是鉴别 DMD、BMD 的主要依据，晚期患者的下肢、躯干、上肢、髋肩部肌肉均明显萎缩，腱反射消失；因肌肉挛缩致使膝肘髋关节屈曲不能伸直，最后因呼吸机萎缩而出现呼吸变浅、咳嗽无力，多数患者在 20～30 岁时因呼吸道感染、心力衰竭而死亡。

（2）Becker 型肌营养不良症（BMD）：X 连锁隐性遗传。首先累及骨盆带肌和下肢近端肌肉，有腓肠肌假性肥大，逐渐波及肩胛带肌但进展缓慢，病情较轻，12 岁尚可行走，心脏很少受累，智力正常，存活期长，接近正常生命年限。

DMD、BMD 均有血清酶 CK 和 LDH 显著增高，肌电图为肌源性损害、尿中肌酸增加、肌酐减少，肌肉 MRI 示变性肌肉呈"虫蚀现象"，抗肌萎缩蛋白基因诊断可发现基因缺陷。抗肌萎缩蛋白免疫学检查确诊率100%。

2. 面肩肱型肌营养不良

（1）常染色体显性遗传，多在青少年期起病。

（2）常为面部和肩胛带肌肉最先受累，患者面部表情少，眼睑闭合无力，吹口哨、鼓腮困难，逐渐波及肩胛带（翼状肩胛）、三角肌、肱二头肌、肱三头肌和胸大肌上半部。肩胛带和上臂肌肉萎缩十分明显，可不对称。因口轮匝肌假性肥大嘴唇增厚而微翘，称"肌病面容"。可见三角肌假性肥大。

（3）病情缓慢进展逐渐累及躯干和骨盆带肌肉，可有腓肠肌假性肥大、视网膜病变、听力障碍，大约20%需坐轮椅，生命年限接近正常。

（4）肌电图为肌源性损害，血清酶正常或轻度升高。

3. 肢带型肌营养不良症

（1）常染色体隐性或显性遗传。

（2）10～20 岁起病，首发症状为骨盆带肌肉萎缩、腰椎前凸、鸭步、下肢近端无力出现上楼困难，可有腓肠肌假性肥大。

（3）逐渐发生肩胛带肌肉萎缩、抬臂和梳头困难、翼状肩胛，面肌一般不受累。

（4）血清酶明显升高、肌电图肌源性损害、心电图正常。

（5）病情缓慢发展，平均起病后 20 年左右丧失劳动能力。

4. 眼咽型肌营养不良

（1）常染色体显性遗传。

（2）40 岁左右起病，首发症状为对称性上睑下垂和眼球运动障碍，逐步出现轻度面肌、眼肌无力和萎缩、吞咽困难、构音不清。

（3）血清 CK 正常。

5. Emery–Drefuss 型肌营养不良症

（1）X 连锁隐性遗传，5～15 岁缓慢起病。

（2）早期出现肘部屈曲挛缩和跟腱缩短、颈部前屈受限，脊柱强直而弯腰转身困难。

（3）受累肌群为肱二头肌、肱三头肌、腓骨肌胫前肌，继之骨盆带肌、下肢近端肌肉无力和萎缩，腓肠肌无假性肥大，智力正常。

（4）心脏传导功能障碍 可见心动过缓、昏厥、房颤，心肌损害明显。

6. 其他类型

（1）眼肌型：又称 Kiloh–Nevin 型，罕见。20～30 岁缓慢起病，最初表现为双侧眼睑下垂伴头后仰和额肌收缩，其后累及眼外肌可有复视，易误诊为重症肌无力，本型无肢体肌肉萎缩和腱反射消失。

（2）远端型：少见。多呈常染色体显性遗传，肌无力和萎缩始于四肢远端、腕踝关节周围及手足小肌肉，如大小鱼际肌萎缩。伸肌受累明显。无感觉障碍、自主神经障碍。

（3）先天性肌营养不良症：在出生时或婴儿期起病，表现为全身严重肌无力、肌张力低和骨关节挛缩。面肌可轻度受累，咽喉肌力弱、哭声小、吸吮力弱。可有眼外肌麻痹、腱反射减弱或消失。

【西医诊断要点】

（1）根据临床表现、遗传方式、起病年龄、家族史，加上血清酶测定及肌电图、肌肉病理检查和基因分析，诊断不难。可用特异性抗体对肌肉组织进行免疫组化检测，可明确诊断。

（2）辅助检查：①肌酸激酶 CK、乳酸脱氢酶 LDH、肌酸激酶同工酶 CK－MB 异常显著升高（正常值 20～100 倍）见于 DMD、BMD、远端型肌营养不良症的某些亚型，在 DMD 晚期，患者肌肉严重萎缩则血清 CK 下降。②肌电图显示肌源性受损，针电极检查股四头肌或三角肌，静息时可见纤颤波、正锐波，轻收缩时可见运动单位时限缩短、波幅减低、多相波增多，大力收缩时可见强直样放电及病理干扰相。神经传导速度正常。③基因检查：主要发现基因突变，进行基因诊断。④肌肉活组织检查：各种类型的进行性肌营养不良症患者的肌肉活检均表现为肌肉的坏死和再生、间质脂肪和结缔组织增生，采用免疫组织化学法使用特异性抗体可以检测肌细胞中特定蛋白是否存在来鉴别何种类型。如用抗肌萎缩蛋白抗体检测 DMD、BMD。⑤ X 线、心电图、超声心动图可早期发现进行性肌营养不良症患者的心脏受累程度，CT 可发现骨骼肌受损范围，MRI 可见变性肌肉呈不同程度的"虫蚀现象"。DMD、BMD 患者应测试智力。

【西医鉴别诊断】

1. 少年型近端脊肌萎缩症 因青少年起病，有对称分布的四肢近端肌萎缩需与肢带型肌营养不良症鉴别，本病有肌束震颤，肌电图为神经源性损害有巨大电位，病理为神经性萎缩。

2. 慢性多发性肌炎 对称性肢体近端无力需与肢带型肌营养不良症鉴别，本病无遗传史，病情进展较快，常有肌痛、血清酶增高、肌肉病理符合肌炎改变，用皮质类固醇有效。

3. 肌萎缩侧索硬化症 因手部小肌肉无力和萎缩需与远端型肌营养不良症鉴别，但本病除肌萎缩外，尚有肌肉跳动、肌张力高、腱反射亢进和病理反射阳性。

4. 重症肌无力 主要与眼咽型和眼肌型区别，重症肌无力有易疲劳性和波动性的特点，新斯的明试验阳性，肌电图的低频重复电刺激检查也可资鉴别。

【西医治疗】

（1）本病目前尚无根治办法。主要是对症支持治疗和一般处理，如增加营养、适当锻炼、按摩和被动运动等。物理疗法和矫形治疗可预防及改善脊柱畸形和关节挛缩，对维持活动功能很重要。应鼓励患者尽可能从事日常活动，避免长期卧床。药物可选用ATP、肌苷、维生素E、肌生注射液。基因治疗及干细胞移植有望成为有效疗法。

（2）检出携带者、进行产前诊断、人工流产患病胎儿尤为重要，确定先症者（患儿）的基因型，然后确定其母亲是否是携带者。当携带者怀孕后确定是男胎还是女胎，对男胎进行产前基因诊断，若是病胎则终止妊娠，防止患儿出生。

（二）中医诊治

【辨证施治】

1. 湿热

［临床表现］肌肉无力，肌肉萎缩，假性肌肥大，头身困重，胸闷腹胀，小便赤而不利，舌苔腻，脉濡缓，濡数。

［治则］清热利湿。

［方药］大清化汤加减。

2. 气滞血瘀

［临床表现］肌肉无力，肌肉萎缩，假性肌肥大，胸胁胀闷，肢体走窜疼痛，舌紫暗或见瘀点。

[治则] 疏肝理气，活血化瘀。

[方药] 血府逐瘀汤或金铃子散合失笑散加减。

[常用中成药] 血府逐瘀胶囊。

3. 脾胃气虚

[临床表现] 肌肉无力，肌肉萎缩，假性肌肥大，面色萎黄，神疲乏力，纳呆腹胀，舌淡红或胖大边有齿痕，脉虚弱。

[治则] 健脾益气，和胃养胃。

[方药] 补中益气汤加减。

4. 肝肾阴虚

[临床表现] 肌肉无力，肌肉萎缩，假性肌肥大，眩晕耳鸣，腰膝酸软，视物昏花，舌红少苔或无苔，脉沉弦细数。

[治则] 滋补肝肾。

[方药] 二至加味丸加减。

[常用中成药] 六味地黄丸、左归丸。

第二节　神经肌肉接头疾病-重症肌无力

（一）西医诊治

【临床表现】

任何年龄组均可发病，但有两个发病高峰，一是 20～40 岁，女性多于男性，约为 3：2，另一是 40～60 岁，男性多见，多合并胸腺瘤。如母亲患此病，则婴儿可从胎盘获得 AchR 抗体而出现暂时性的重症肌无力症状，多于生后 6 周左右症状消失。感染、精神创伤、过度疲劳、妊娠分娩为常见诱因。

（1）受累骨骼肌病态疲劳：肌肉连续收缩后出现严重肌无力甚至瘫痪，短暂休息后减轻或暂时好转，肌无力症状易波动，下午或傍晚劳累后加重，晨起休息后减轻，称"晨轻暮重"。

（2）脑神经支配的肌肉较脊神经支配的肌肉更易受累，常从一组肌群无力开始累及到其他肌群。首发症状为一侧或双侧眼外肌麻痹如上睑下垂、斜视复视。重者眼球运动明显受限甚至眼球固定，但瞳孔括约肌不受累。若累及面部肌肉口咽肌则表情淡漠、苦笑面容；连续咀嚼无力进食时间长；说话带鼻音、饮水呛咳、吞咽困难。胸锁乳突肌斜方肌受累则颈软、抬头困难、转颈耸肩无力。四肢肌肉受累以近端为重表现为抬臂梳头上楼梯困难，腱反射不受影响、感觉正常。呼吸肌受累出现咳嗽无力、呼吸困难称为重症肌无力危象是致死主要原因。心肌偶可受累，可引起突然死亡。

（3）胆碱酯酶抑制剂治疗有效。

（4）整个病程有波动，缓解复发交替，晚期患者休息后不能完全恢复，但本病不是持续进行性的加重疾病。少数患者可自然缓解，多发生于起病后 2~3 年内，偶有亚急性起病。多数患者迁延数年至数十年。

【临床分型】

1. 成年型

Ⅰ眼肌型（15% ~ 20%）：仅限于眼外肌，出现上睑下垂复视，对糖皮质激素反应好，预后好。

ⅡA 轻度全身型（30%）：从眼外肌开始逐渐波及四肢，出现四肢肌肉的轻度病态疲劳，无明显延髓肌受累。

ⅡB 中度全身型（25%）：四肢肌群受累明显，除伴有眼外肌麻痹外还有较明显的延髓肌麻痹症状，如说话含糊不清吞咽困难饮水呛咳咀嚼无力，但呼吸肌受累不明显。

Ⅲ性重症型（15%）：发病急常在首次症状出现数周内发展至延髓肌、肢带肌、躯干肌和呼吸肌严重无力，有重症肌无力危象，需做气管切开死亡率高。

Ⅳ迟发重症型（10%）：2 年内由Ⅰ、ⅡA、ⅡB 发展而来，症状同 Ⅲ 型常合并胸腺瘤，预后差。

Ⅴ肌萎缩型：少数患者肌无力伴肌萎缩。

2. 儿童性

约占我国重症肌无力患者的 10%，大多数患者仅限于眼外肌麻痹，双眼睑下垂可交替出现呈拉锯状，约 1/4 病例可自然缓解，仅少数病例累及全身骨骼肌。儿童型还可见两种亚型。

（1）新生儿型：女性患者所生婴儿中，约 10% 因含母体经胎盘传给胎儿的 AchR 抗体 IgG 而致肌无力，患婴可见哭声低、吸吮无力、肌张力低和动作减少。经治疗多在一周至 3 个月内痊愈。

（2）先天性肌无力：出生后短期内出现婴儿肌无力，持续存在眼外肌麻痹，病孩虽无重症肌无力，但家族中有重症肌无力患者。

（3）少年型：14~18岁之间起病的重症肌无力，多为单纯眼外肌麻痹，部分伴吞咽困难及四肢无力。

【西医诊断要点】

（1）肌群无力、晨清暮重，休息后减轻，活动后加重。

（2）疲劳试验：受累肌肉重复活动后症状明显加重，如嘱患者用力眨眼30次后，眼裂明显变小，或持续上视出现上睑下垂、或两臂持续平举出现上臂下垂，休息后恢复则为阳性。

（3）抗胆碱酯酶药物试验：①新斯的明试验：新斯的明0.5~1.5mg肌内注射，20分钟后症状明显减轻者为阳性，可持续2小时。可同时注射阿托品0.5mg以对抗新斯的明毒蕈碱样反应（瞳孔缩小、心动过缓、流涎、多汗、腹痛腹泻、呕吐）。②腾喜龙试验：腾喜龙10mg以注射用水稀释至1ml，静脉注射2mg，观察20秒，如无出汗、唾液增多等不良反应，再给予8mg，1分钟内症状如好转为阳性，持续10分钟又恢复原状。

（4）重复神经电刺激：具有确诊价值。停用新斯的明17小时后进行，否则可出现假阴性。典型改变为低频（2~3Hz）和高频（10Hz以上）重复刺激尺神经、面神经、腋神经等运动神经时，出现动作电位波幅第五波比第一波递减 10% 以上（低频刺激）或 30% 以上（高频刺激）时为阳性。80% 的患者低频刺激时阳性，且与病情轻重相关。

（5）单纤维肌电图：用特殊的单纤维针电极测量同一神经支配的肌纤维电位间的间隔时间是否延长，以反映神经肌肉接头处的功能，重症肌无力为间隔时间延长。

（6）AchR 抗体：滴度测定对重症肌无力的诊断有特征性意义，80% 的患者血清中 AchR 抗体浓度明显升高，但眼肌型患者的 AchR 抗体浓度升高不明显，且抗体滴度与临床症状的严重程度不成比例。

（7）胸腺 CT：MRI 或 X 线断层扫描可发现胸腺增生、肥大。

（8）其他：5% 的患者有甲状腺功能亢进，表现为 T_3、T_4 升高，类风湿因子、抗核抗体、甲状腺抗体也常升高。

【西医鉴别诊断】

1. Lamber – Eaton 综合征　也就是肌无力综合征，也表现为四肢近端肌无力是一组自身免疫性疾病。可见：①男性多见。② 2/3 患者伴癌肿，尤其是燕麦细胞型支气管肺癌，也可伴发其他自身免疫性疾病。③下肢近端肌无力为主，活动后即疲劳，短暂用力收缩后肌力反而增强，而持续收缩后又呈疲劳状态。④脑神经支配的肌肉很少受累。⑤半数患者有自主神经症状出现口干、少汗、便秘、阳痿。

⑥新斯的明试验可以出现阳性，但不如重症肌无力敏感。⑦神经低频重复刺激时波幅变化不大，但高频重复刺激时波幅增高达200%以上。⑧血清AchR抗体阴性。⑨盐酸胍治疗可使Ach释放增加而改善症状。上述可资鉴别。

2. 肉毒杆菌中毒　肉毒杆菌作用在突触前膜，影响了神经－肌肉接头的传递功能，出现骨骼肌瘫痪。患者多有肉毒杆菌中毒的流行病学史，应及时静脉输注葡萄糖和生理盐水，开始盐酸胍治疗。

3. 眼肌型肌营养不良症　易与单纯眼型重症肌无力混淆。但眼肌型肌营养不良症隐匿起病、青年男性多见、症状无波动、病情逐渐加重，抗胆碱酯酶药治疗无效。

4. 延髓麻痹　因延髓肌无力需与重症肌无力鉴别，延髓麻痹见舌肌萎缩、纤颤四肢肌肉跳动、病情进行性加重无波动、疲劳试验和新斯的明试验阴性、抗胆碱酯酶药治疗无效。

5. 多发性肌炎　也表现有近端肌无力。多发性肌炎的肌无力伴肌肉压痛，病情无晨轻暮重，血清酶（CK、LDH）增高。

【西医治疗】

1. 药物治疗

（1）胆碱酯酶抑制剂

①溴化吡啶斯的明：每次口服60～120mg，每日分3～4次口服，作用时间6～8小时。作用温和

平稳，不良反应小。

②溴化新斯的明：成人每次口服15~30mg，每日分3~4次，进餐前15~30分钟服用，作用时间3~4小时，不良反应为毒蕈碱样反应，可以阿托品对抗。

③美斯的明：每次口服5~10mg，每日3~4次，维持4~6小时。不良反应为低血钾。

氯化钾、麻黄素可加强胆碱酯酶抑制剂的作用。

（2）肾上腺皮质激素：适用于各种类型的重症肌无力。

①冲击疗法：适用于住院危重病例、已用气管插管或呼吸机者。静脉滴注甲泼尼龙1000mg/d，3~5天，改为地塞米松10~20mg/d，静脉滴注，连用7~10天，若吞咽功能改善或病情稳定，停地塞米松，改为泼尼松80~100mg，每晨顿服。症状基本消失时每周减2次，每次减10mg，减至60mg/d时，每周减1次，每次减5mg，减至40mg/d，而后开始减隔日量，每周减5mg——也就是周一、三、五、日服40mg，周二、四、六服35mg，下一周的隔日量为30mg，以此类推。直至隔日量减为0，以后隔一天晨顿服泼尼松40mg，维持1年以上。若无反复，可将维持量每月减5mg，直至完全停药或隔日5~15mg长期维持。中途病情波动，则需随时调整剂量。也可开始就口服泼尼松每天60~80mg，大约2周后症状逐渐缓解，数月后疗效达高峰，然后逐渐减量。

②小剂量递增疗法：小剂量开始，隔日每晨顿服泼尼松 20mg，每周递增 10mg，直至隔日晨顿服 60~80mg。症状基本消失或明显好转开始减量，每 1~2 月减 5mg，至隔日 15~30mg 维持数年，病情无变化再逐渐减量至完全停药，此法可避免用药初期病情加重。长期应用激素者注意胃溃疡出血、血糖升高、库欣综合征、股骨头坏死、骨质疏松等并发症。

（3）免疫抑制剂：适用于因高血压、糖尿病、溃疡病而不能使用糖皮质激素患者，或不能耐受糖皮质激素、激素治疗效果不佳者。副作用是周围血白细胞、血小板减少、脱发、胃肠道反应、出血性膀胱炎。白细胞 $< 3 \times 10^9 /L$ 或血小板 $< 60 \times 10^9 /L$ 应停药，注意肝肾功能变化。

①环磷酰胺：每次 50mg，每日 2~3 次；或 200mg，每周 2~3 次静脉注射，总量 10~20g；静脉滴注 1000mg，每 5 日一次，连用 10~20 次。

②硫唑嘌呤：每次口服 25~100mg，每日 2 次，用于强的松治疗不佳者，用药后 4~26 周起效。

③环孢素 A：口服 6mg/（kg·d），12 个月为一疗程。对细胞免疫和体液免疫均有抑制作用，可使 AchR 抗体下降，副作用有肾小球局部缺血坏死、恶心、心悸。

（4）禁用慎用药物：奎宁、吗啡、及氨基糖甙类抗生素、新霉素、多黏菌素、巴龙霉素均加重神经肌肉接头传递障碍或抑制呼吸肌的作用应禁用。安定、苯巴比妥类镇静剂慎用。

2. 胸腺治疗

（1）胸腺切除：手术切除胸腺可去除重症肌无力患者自身免疫反应的始动抗原。适应证：伴胸腺肥大和高 AchR 抗体效价者、伴胸腺瘤的各类型重症肌无力、年轻女性全身型、对胆碱酯酶抑制剂治疗反应不佳者。70% 患者术后症状缓解或治愈。

（2）胸腺放疗：不适于做胸腺切除者可行胸腺深部^{60}Co 放疗。

3. 血浆置换　通过正常人血浆或血浆代用品置换患者血浆，能清除血浆中 AchR 抗体及免疫复合物。起效快近期疗效好，但不持久。疗效维持 1 周至 2 个月，之后随抗体水平逐渐增高而症状复发。交换量平均每次 2 升，每周 1～2 次，连用 3～8 次，适用于危象和难治性患者。

4. 免疫球蛋白　大剂量注射免疫球蛋白（IgG），外源性 IgG 可使 AchR 抗体结合功能紊乱而干扰免疫反应。IgG 0.4g/（kg·d）静脉滴注，5 日为 1 疗程。

5. 危象的处理　一旦发生呼吸肌瘫痪，立即进行气管切开，应用人工呼吸器辅助呼吸，但应明确是何种类型的危象，积极抢救。

（1）肌无力危象：最常见危象，多由于胆碱酯酶抑制剂剂量不足，如果注射腾喜龙或新斯的明后症状减轻，则应加大药量。

（2）胆碱能危象：胆碱酯酶抑制剂超量，患者肌无力加重出现肌束颤动及毒蕈碱样反应。可静脉注射腾喜龙 2mg，症状加重则立即停用胆碱酯酶抑制剂，随时调整剂量。

（3）反拗危象：由于对胆碱酯酶抑制剂不敏感，腾喜龙试验无反应，此时停止胆碱酯酶抑制剂而用输液维持，过一段时间后如胆碱酯酶抑制剂有效再重新调整剂量。

（4）危象处理：危象是重症肌无力最危急状态，病死率15.4%～50%，基本处理原则如下。

①保持呼吸道通畅：自主呼吸不能维持正常通气量时应及早气管切开用人工辅助呼吸。

②积极控制感染：选用有效、足量和对神经肌肉接头无阻滞作用的抗生素控制肺部感染。

③皮质类固醇激素：选用大剂量甲泼尼龙500～2000mg/d，地塞米松 20mg/d，静脉滴注，3～5天，再逐步递减。

④血浆置换。

⑤严格气管切开和鼻饲护理，无菌操作、保持呼吸道湿化、严防窒息和呼吸机故障。

（二）中医诊治

【辨证施治】

1. 肺气虚

［临床表现］眼睑下垂，晨清暮重，喘咳气短，

声音低怯，自汗畏风、素体虚易感，舌体胖质淡白，脉虚弱。

[治则] 补益肺气。

[方药] 补肺汤加减。

2. 脾气虚

[临床表现] 肌肉无力，易疲劳，晨清暮重，食欲不振，少气懒言，舌淡，脉弱无力。

[治则] 健脾益气。

[方药] 七珍散加减。

3. 肾气虚

[临床表现] 肌肉无力，易疲劳，晨清暮重，腰膝酸软，夜间多尿，舌淡苔白，脉沉弱。

[治则] 益气补肾。

[方药] 大补元煎加减。

4. 肝血虚

[临床表现] 肌肉无力，易疲劳，晨清暮重，面色苍白或萎黄，双目干涩，肢体麻木，脉细。

[治则] 补血养肝。

[方药] 补肝汤加减。

5. 肝阴虚

[临床表现] 肌肉无力，易疲劳，晨清暮重，头晕眼花，两目干涩，耳鸣，舌红少苔，脉弦细数。

[治则] 养阴柔肝。

[方药] 一贯煎加减。

附录

常用方剂

一　画

一贯煎《柳州医话》　沙参、麦冬、当归、干地黄、枸杞子、川楝子

二　画

七珍散《类证普济本事方》　人参、白术、蜜炙黄芪、白茯苓、炒粟米、山药、炙甘草

八珍汤《正体类要》　人参、白术、茯苓、甘草、川芎、当归、熟地、白芍

八味顺气散《世医得效方》　白术、茯苓、青皮、陈皮、白芷、人参、乌药、甘草

陈平胃散《太平惠民和剂局方》　半夏、陈皮、茯苓、甘草、苍术、川朴

二至丸《医方集解》　女贞子、旱莲草

二至加味丸《般品之方》　女贞子、旱莲草、何首乌、熟地、枸杞子、怀牛膝、桑椹子、山茱萸、草决明、桑寄生、大海马

三　画

三建膏《张氏医通》　　天雄、附子、川乌、桂心、官桂、桂枝、细辛、干姜、川椒

大秦艽汤《素问病机气宜保命集》　　秦艽、川芎、独活、当归、白芍、石膏、甘草、羌活、防风、黄芩、白芷、白术、生地、熟地、茯苓、细辛

大补元煎《景岳全书》　　人参、山药、熟地、杜仲、枸杞子、当归、山茱萸、甘草

大清化汤《景岳全书》　　茯苓、泽泻、通草、猪苓、栀子、枳壳、车前子

四　画

化积丸《杂病源流犀烛》　　三棱、莪术、阿魏、海浮石、香附、雄黄、槟榔、苏木、瓦楞子、五灵脂

化浊清脑汤《脑血辨证》　　菖蒲、远志、柴胡、山栀、龙齿、茯苓、白矾、黄芩、半夏

化浊行血汤《脑血辨证》　　路路通、虎杖、荷叶、焦山楂、决明子、赤芍、酒大黄、何首乌、制水蛭

双海散结汤（王新陆经验方）　　海浮石、海藻、黄药子、甘草、生牡蛎、夏枯草、穿山甲、当归、三棱、莪术、木香、香附

天麻钩藤饮《杂病证治新义》　　天麻、钩藤、

石决明、栀子、黄芩、川牛膝、杜仲、益母草、桑寄生、夜交藤、朱茯神

五　画

归脾汤《济生方》　人参、白术、黄芪、茯苓、龙眼肉、酸枣仁、木香、生姜、甘草、大枣

加味二妙散《医略六书》　苍术、黄柏、龟板、萆薢、知母

龙胆泻肝汤《医方集解》　龙胆草、泽泻、通草、车前子、柴胡、当归、生地、黄芩、栀子、甘草

宁脑安神汤《脑血辨证》　珍珠母、酸枣仁、合欢皮、郁金、益智仁、淫羊藿、甘草

平胃醒神散（王新陆经验方）　苍术、厚朴、陈皮、菖蒲、远志、藿香、生姜

生津养血汤《杂病源流犀烛》　当归、白芍、生地、麦冬、川芎、黄连、天花粉、知母、黄柏、莲子肉、乌梅肉、薄荷、甘草

失笑散《和剂局方》　五灵脂、蒲黄

生铁落饮《医学心悟》　天冬、麦冬、贝母、胆南星、橘红、远志、石菖蒲、连翘、茯神、茯苓、玄参、钩藤、丹参、朱砂、生铁落

生血润燥汤（王新陆经验方）　熟地、白芍、川芎、当归、白蒺藜、荆芥穗、何首乌、蝉蜕、苦参

四君子汤《和剂局方》　　人参、白术、茯苓、甘草

四妙散（丸）《丹溪心法》　　苍术、牛膝、黄柏（盐炒）、薏苡仁

四物安神汤《杂病源流犀烛》　　当归、白芍、生地、熟地、人参、白术、茯神、酸枣仁、炒黄连、炒柏子仁、麦冬、竹茹、大枣、炒薏苡仁、乌梅

四七汤《和剂局方》　　半夏、茯苓、厚朴、紫苏、生姜、大枣

右归丸《景岳全书》　　鹿角胶、熟地黄、山药、山茱萸、杜仲、当归、枸杞子、菟丝子、附子、肉桂

正荣汤《审视瑶函》　　羌活、白附子、防风、秦艽、胆南星、白僵蚕、制半夏、木瓜、甘草、茯神木

左归丸《景岳全书》　　熟地、山茱萸、山药、菟丝子、枸杞子、川牛膝、鹿角胶、龟板胶

六　画

竹叶石膏汤《伤寒论》　　竹叶、石膏、半夏、麦门冬、人参、甘草、粳米

安肾汤《温病条辨》　　鹿茸、胡芦巴、茯苓、菟丝子、补骨脂、大茴香、附子、苍术、韭菜子

地黄饮子《黄帝素问宣明论方》　　熟地黄、巴戟天、山茱萸、石斛、肉苁蓉、五味子、附子、官

桂、白茯苓、麦冬、石菖蒲、远志

当归龙荟丸《丹溪心法》　当归、龙胆草、栀子、黄连、黄芩、黄柏、大黄、青黛、芦荟、木香、麝香

当归四逆汤《伤寒论》　当归、桂枝、芍药、大枣、细辛、甘草、通草

导赤散《小儿药证直诀》　生地、通草、生甘草梢

防风汤《宣明论方》　麻黄、防风、秦艽、桂枝、葛根、当归、茯苓、甘草、生姜、大枣

血府逐瘀汤《医林改错》　当归、生地、川芎、赤芍、桃仁、红花、柴胡、枳壳、桔梗、牛膝、甘草

阳和汤《外科证治全生集》　熟地、肉桂、麻黄、鹿角胶、白芥子、姜炭、生甘草

七　画

身痛逐瘀汤《医林改错》　秦艽、川芎、桃仁、红花、甘草、羌活、没药、当归、灵脂、香附、牛膝、地龙

启膈散《医学心悟》　沙参、丹参、茯苓、贝母、郁金、砂仁壳、荷叶蒂、杵头糠

苏羌达表汤《重订通俗伤寒论》　苏叶、防风、光杏仁、羌活、白芷、广橘红

补中益气汤《脾胃论》　黄芪、人参、白术、

当归身、升麻、柴胡、陈皮、甘草

补肝汤《医宗金鉴》 川芎、当归、熟地、白芍、麦冬、酸枣仁、木瓜、甘草

补肺汤《永类钤方》 人参、黄芪、熟地、五味子、紫菀、桑白皮

补阳还五汤《医林改错》 当归尾、川芎、黄芪、赤芍、桃仁、红花、地龙

阿胶鸡子黄汤《通俗伤寒论》 阿胶、白芍、络石藤、石决明、钩藤、生地、牡蛎、茯神、炙甘草、鸡子黄

龟柏地黄汤《重订通俗伤寒论》 生龟板、白芍、山药、朱茯神、熟地、黄柏、牡丹皮、山茱萸、陈皮

虎潜丸《丹溪心法》 黄柏、龟板、知母、生地黄、陈皮、白芍、锁阳、虎骨（用狗骨代）、干姜

羌活胜湿汤《内外伤辨惑论》 羌活、独活、藁本、防风、川芎、蔓荆子、甘草

八　画

参麦注射液（静脉用中成药） 人参、麦冬

肾着汤《金匮要略》 茯苓、甘草、干姜、白术

建瓴汤《医学衷中参西录》 生山药、怀牛膝、代赭石、生龙牡、生地、白芍、柏子仁

建瓴汤《医学衷中参西录》 生山药、怀牛膝、

代赭石、生龙骨、生牡蛎、生地、白芍、柏子仁

知柏地黄丸《景岳全书》　　知母、黄柏、熟地、山茱萸、山药、牡丹皮、泽泻、茯苓

知柏地黄丸《医方考》　　知母、黄柏、生地、山药、栀子、泽泻、丹皮、茯苓

河车大造丸《扶寿精方》　　紫河车、熟地、杜仲、天门冬、麦冬、龟甲、黄柏、牛膝

金铃子散《素问病机气宜保命集》　　金铃子、延胡索

金匮肾气丸《金匮要略》　　干地黄、山药、山茱萸、泽泻、茯苓、牡丹皮、桂枝、附子

泻黄化湿散（王新陆经验方）　　藿香、佩兰、栀子、石膏、甘草、防风、炒白术、赤茯苓

九　画

牵正散《杨氏家藏方》　　白附子、僵蚕、全蝎

荆防达表汤《时氏处方》　　荆芥、防风、苏叶、白芷、桔红、杏仁、茯苓、生姜、葱头、炒建曲

独参汤《十药神书》　　人参、大枣

独活寄生汤《备急千金要方》　　独活、桑寄生、杜仲、牛膝、细辛、秦艽、茯苓、桂心、防风、川芎、人参、甘草、当归、芍药、干地黄

十　画

益气聪明汤《东垣试效方》　　人参、黄芪、甘

草、升麻、葛根、蔓荆子、白芍、黄柏

益脑填髓汤《脑血辨证》　何首乌、草决明、海马、桑寄生、淫羊藿

通脑活络汤《脑血辨证》　黄芪、石菖蒲、全蝎、天麻、蜈蚣、水蛭粉、地鳖虫、地龙、当归、川芎、甘草

桂枝汤《伤寒论》　桂枝、芍药、生姜、甘草、大枣

益肾活血汤（王新陆经验方）　补骨脂、续断、豨莶草、鸡血藤、狗脊、骨碎补、炙山甲、杜仲、生地、徐长卿

十 一 画

银翘散《温病条辨》　金银花、连翘、桔梗、薄荷、淡竹叶、甘草、荆芥穗、淡豆豉、牛蒡子、芦根

续命汤《千金翼方》　麻黄、人参、桂心、炮附子、茯苓、防风、防己、黄芩、炙甘草、生姜、半夏、枳实

黄连解毒汤《外台秘要》　黄芩、黄连、黄柏、栀子

黄芪桂枝五物汤《金匮要略》　黄芪、桂枝、生姜、芍药、大枣

清心莲子饮《和剂局方》·　黄芩、麦冬、地骨皮、车前子、炙甘草、石莲肉、白茯苓、黄芪、

人参

十二画以上

普济消毒饮《东垣试效方》　连翘、牛蒡子、薄荷、僵蚕、升麻、柴胡、马勃、板蓝根、玄参、桔梗、黄连、甘草、黄芩、橘红

新定拯阳理劳汤《医宗必读》　人参、黄芪、肉桂、白术、当归、甘草、陈皮

礞石滚痰丸《养生主论》　青礞石、大黄、沉香、黄芩、朴硝

常用辅助检查

一、脑脊液压力检查

（一）压力动力学检查

1. 颈静脉压迫试验（Queckenstedt 试验）　用手压迫双侧颈静脉，使颅内静脉系统充血而致颅内压力增高，增高了的压力传达到连接于腰椎穿刺针的压力玻管上，可引起液面的明显升高，放松压迫后液面迅速下降。当椎管有梗阻时，压迫后液面上升下降缓慢甚或不能。精确测定时，使用血压计气袋缠于颈部，分别充气至 2.7～5.3～8kPa，压迫 30 秒后放松 30 秒，其间每 5 秒记录一次压力，并绘制成图。有颅内压力增高或疑有颅内肿物，出血者忌行。

临床意义：无梗阻时脑脊液压力应在颈部加压后 15 秒左右迅速升至最高点，去压后 15 秒左右又能迅速降至初压水平；或加压至 8kPa 时可升高至 4.9kPa 以上。部分梗阻时压力上升、下降均缓慢，或上升后不能下降至初压水平；完全梗阻时，则在颈部加压后，测压管脑脊液压力不升或上升极少。

2. 压腹试验（Stookey 试验）　以拳头用力压迫病员上腹部或令其屏气，使下腔静脉及下胸段以下硬脊膜外静脉充血，引起上述水平以下脑脊液压力的迅速上升，可了解下胸段及腰骶部的脊髓蛛网膜下腔以及腰穿针和测压管有无梗阻。正常时压力升高约为初压的 2 倍，压迫停止后压力迅速下降至初压水平。若压力上升缓慢或不升谓之阳性，说明下胸段以下蛛网膜下腔梗阻。腰穿针和测压管不通畅亦可呈阳性。

3. 单侧颈静脉压迫试验（Tobey – Ayer 试验）

压迫一侧颈静脉引起脑脊液压力上升，但压迫另侧颈静脉时压力无变化，称单侧颈静脉压迫试验阳性。提示该侧侧窦或颈内静脉有梗阻，如血栓形成等。

（二）终压

放出脑脊液后所测得的压力，当低于原初压的1/2 时常为异常。正常人放液 2～3ml 后的脑压降低一般不超过 0.098～0.197kPa 或保持不变。若放液 3～5ml 后压力下降大于 0.5kPa，应考虑椎管内或枕骨大孔处已有不同程度的梗阻的部位愈低，这种现象愈明显；完全性梗阻时，终压有时可下降到零。若放出数毫升脑脊液后，脑压下降很少或很快恢复到初压水平，则提示有交通性脑积水或颅内压增高。

二、脑脊液外观

正常脑脊液无色透明，新生儿脑脊液（因含有胆红素）、陈旧出血或蛋白含量过高时，脑脊液可呈黄色。新出血时进则呈红色或血性，须和穿刺误伤引起的出血鉴别，前者脑脊液血染浓度前后均匀一致，离心后上清液黄色或淡黄色，潜血试验阳性，红细胞形态边缘皱缩或破裂，而创伤性出血则反之。细菌性脑膜炎时，脑脊液可呈乳白色或绿色混浊，垂直静置后可出现薄膜样沉淀物，如结核性脑膜炎有由液面倒悬至试管底部的漏斗样蛛网状薄膜等，在薄膜样沉淀物中寻得细菌的阳性率一般较高。

三、脑脊液细胞学检查

成人正常白细胞数在 0.01×10^9 个/L 以下（早产儿及新生儿在 0.03×10^9 个/L 以内），但多核白细胞不应超过 5 个，主要为小、中淋巴细胞。当脑膜有刺激性或炎性病变时，脑脊液的白细胞计数即可增多。故中枢神经系统感染性病变时，有多核或单核细胞的不同程度的增高；各种脑部肿瘤特别是临近脑膜、脑室或恶性者，也有白细胞的增多。

四、脑脊液生化检查

（一）蛋白

［正常参考值］

在蛛网膜下腔为 150 ～ 400mg/L，新生儿为 1g/L，早产儿可高达 2g/L。

［临床意义］

蛋白增高多与细胞增多同时发生，见于各种中枢神经系统感染。也可仅有蛋白增高而白细胞计数正常或略多，称为"蛋白–细胞分离"，多见于颅内及脊髓肿瘤、椎管梗阻、急性感染性多发性神经炎、甲亢、糖尿病和铅、汞等金属中毒等。

（二）糖

[正常参考值]

正常含量为 450 ~ 750mg/L，约为血糖值的 1/2 ~ 2/3 左右。

[临床意义]

糖量降低见于细菌性或隐球菌性脑膜炎、恶性脑肿瘤等，系因糖的酵解加速之故。糖量增高见于血糖含量增高（故应同时查血糖量核对）以及中枢系统病毒感染、脑外伤、后颅凹及第三脑室底部肿瘤和高热等，以上均与血脑屏障通透性增高有关。

（三）氯化物

[正常参考值]

正常含量为 72 ~ 75g/L，较血液氯化物含量 5.7 ~ 6.2g/L 为高。

[临床意义]

在细菌性（特别是结核性）和霉菌性脑膜炎和血液氯化物含量有减少时（如呕吐、肾上腺皮质功能减退）减少，血液氯化物含量增高（如尿毒症、脱水等）时增高。

（四）细菌学检查

对神经系统细菌性感染时十分必要，包括细菌、霉菌涂片和培养，必要进还需动物接种，以查明致病菌，供临床用药时参考。

（五）免疫学检查

常用的有补体结合试验和免疫球蛋白的含量测定。前者对囊虫、肺吸虫、钩端螺旋体及病毒等感染有一定助诊价值，后者有：IgG、IgA、IgM、IgD、IgE 以及其它免疫球蛋白，其中以 IgG 浓度最高，IgM 不易查得。如 IgG 增高和查得 IgM 时，提示中枢神经系统有感染、脱髓鞘性疾病或血脑屏障通透性增加。

（六）蛋白质电泳检查

正常脑脊液蛋白电泳图的条区与血清电泳图相似，主要分为前白蛋白、白蛋白、α_1、α_2、β_1、β_2 与 γ 球蛋白等，因使用电泳的方法不同而含量差异很大，也与脑脊液蛋白含量有关。

脑脊液中蛋白量增高时，前白蛋白比例降低，甚至可消失；脑脊液蛋白增高时，白蛋白也增高。α_1、α_2 球蛋白增加主要见于中枢神经系统萎缩性与退行性病变。γ 球蛋白增高而总蛋白量正常见于多发性硬化和神经梅毒，两者同时增高时则见于慢性炎症和脑实质恶性肿瘤，也与血脑屏障通透性增加有关，寡克隆区带（oligoclone）是指在 γ 球蛋白区带中出现的一个不连续的、一般在外周血不能见到的区带，是神经系统内部能合成 IgG 的标志，在 95% 多发性硬化患者中比 IgG 的增加发生早，有重要的助诊价值，但阳性也可见于急性感染性多发性神经炎、视神经炎、浆液性脑膜炎中。

（七）酶学检查

主要与脑细胞坏死程度和细胞膜的损害程度有关。常用的有谷草转氨酶、乳酸脱氢酶、磷酸己糖异构酶和溶菌酶等；其中，乳酸脱氢酶在恶性肿瘤和细菌性脑膜炎时要较良性肿瘤和病毒性脑膜炎增高明显，有一定的鉴别诊断价值，也能反映病情的严重程度。溶菌酶的变化与蛋白、糖、白细胞尤其中性粒细胞的关系密切，在化脓性、结核性和病毒性脑膜炎含量分别不同，且不受药物治疗影响，因此，对鉴别和判断脑膜炎的性质有较大价值。

五、脑脊液常规检验

（一）颜色检查

[正常参考值]

无色水样液体。

[临床意义]

1. 红色　常见于蛛网膜下腔出血、脑出血、硬膜下血肿等。如腰椎穿刺时观察到流出的脑脊液先红后转无色，为穿刺损伤性出血。

2. 黄色　见于陈旧性蛛网膜下腔出血及脑出血、包囊性硬膜下血肿、化脓性脑膜炎、脑膜粘连、脑栓塞；椎管梗阻；脑、脊髓肿瘤及严重的结核性脑膜炎；各种原因引起的重症黄疸；心功能不全、含铁血黄素沉着症、胡萝卜素血症、早产儿等。

3. 乳白色　见于化脓性脑膜炎。

4. 微绿色　见于铜绿假单胞菌性脑膜炎、甲型链球菌性脑膜炎。

5. 褐色或黑色　见于中枢神经系统的黑色素瘤、黑色素肉瘤等。

（二）透明度检查

[正常参考值]

清晰透明。

[临床意义]

1. 微混　常见于乙型脑炎、脊髓灰质炎、脑脓肿（未破裂者）。

2. 混浊　常见于化脓性脑膜炎、结核性脑膜炎等。

3. 毛玻璃状　常见于结核性脑膜炎、病毒性脑膜炎等。

4. 凝块　见于化脓性脑膜炎、脑梅毒、脊髓灰质炎等。

5. 薄膜　常见于结核性脑膜炎等。

（三）细胞计数

[正常参考值]

1. 成人　（0~8）×10^6/L。

2. 儿童　（0~15）×10^6/L。

3. 新生儿 （0~30）×10⁶/L。

[临床意义]

1. 细胞数明显增高 （>200×10⁶/L） 常见于化脓性脑膜炎、流行性脑脊髓膜炎。

2. 中度增高 （<200×10⁶/L） 常见于结核性脑膜炎。

3. 正常或轻度增高 常见于浆液性脑膜炎、流行性脑炎（病毒性脑炎）、脑水肿等。

（四）蛋白定性试验

[正常参考值]

阴性。

[临床意义]

1. 脑脊液蛋白明显增高 （++以上） 常见于化脓性脑膜炎、结核性脑膜炎、脊髓腔等中枢神经系统恶性肿瘤及其转移癌、脑出血、蛛网膜下腔出血及梗阻等。

2. 脑脊液蛋白轻度增高 （+~++） 常见于病毒性脑膜炎、霉菌性脑膜性、乙型脑炎、脊髓灰质炎、脑膜血管梅毒、麻痹性痴呆、脑血栓形成等。

（五）葡萄糖半定量试验

[正常参考值]

1~5管或2~5管阳性。

[临床意义]

1. 脑脊液葡萄糖增高 常见于饱餐或静脉注射

葡萄糖后、血性脑脊液、糖尿病、脑干急性外伤或中毒、早产儿或新生儿等。

2. 脑脊液葡萄糖降低 常见于急性化脓性脑膜炎、结核性脑膜炎、霉菌性脑膜炎、神经梅毒、脑瘤、低血糖等。

（六）细菌及寄生虫检查

［正常参考值］

阴性。

［临床意义］

（1）脑脊液中有细菌，可引起细菌性脑膜炎。如急性化脓性脑膜炎常由脑膜炎奈瑟菌、肺炎链球菌、溶血性链球菌、葡萄球菌等引起；病程较慢的脑膜炎常由结核杆菌、新型隐球菌等引起。

（2）脑脊液中若发现血吸虫卵或肺吸虫卵等，可诊断为脑型血吸虫病或脑型肺吸虫病等。

（七）细胞分类

［正常参考值］

1. 红细胞 无或少量。

2. 淋巴及单核细胞 少量。

3. 间皮细胞 偶见。

4. 其他细胞 无。

［临床意义］

1. 红细胞增多 常见于脑出血、蛛网膜下腔出血、脑血栓、硬膜下血肿等。

2. 淋巴细胞增多　见于结核性脑膜炎、霉菌性脑膜炎、病毒性脑膜炎、麻痹性痴呆、乙型脑炎后期、脊髓灰质炎、脑肿瘤、脑溢血、多发性神经炎。

3. 嗜中性粒细胞增多　见于化脓性脑膜炎、流行性脑脊髓膜炎、流行性脑炎、脑出血、脑脓肿、结核性脑膜炎恶化期。

4. 嗜酸性粒细胞增多　见于寄生虫性脑病等。

5. 单核细胞增多　常见于浆液性脑膜炎。

6. 吞噬细胞　常见于麻痹性痴呆、脑膜炎。

7. 肿瘤细胞　见于脑、脊髓肿瘤。

8. 白血病细胞　见于中枢神经系统白血病。

（八）脑脊液白细胞总数

［正常参考值］

1. 婴儿　（0～20）×10^6/L。

2. 儿童　（0～10）×10^6/L。

3. 成人　（0～8）×10^6/L。

［临床意义］

增高可见于各种脑膜炎，脑炎。化脓性脑膜炎时显著升高，可达数千万每升，以中性粒细胞为主。

结核性和真菌性脑膜炎时亦增高，早期以中性粒细胞为主，后期以淋巴细胞为主。

病毒性脑膜炎一般增至数十至数百，以淋巴细胞为主，其中流行性乙型脑炎的早期以中性粒细胞为主。

脑出血或蛛网膜下腔出血亦见白细胞增多，但其来源于血液，如求校正的真正白细胞数（脑脊液白细胞数 - 脑脊液红细胞数/700）并无增高。

脑寄生虫病或过敏性疾病以嗜酸性粒细胞增高为主。

六、脑脊液化学检验

（一）蛋白定量

[正常参考值]

1. 腰椎穿刺　0.15～0.45g/L。

2. 脑室穿刺　0.05～0.15g/L。

3. 脑池穿刺　0.10～0.25g/L。

[临床意义]

（1）化脓性脑膜炎，流行性脑膜炎蛋白质含量为3～6.5g/L；结核性脑膜炎刺激症状期蛋白质含量为0.3～2.0g/L，压迫症状期为1.9～7g/L，麻痹期为0.5～6.5g/L；脑炎蛋白质含量为0.5～3.0g/L。

（2）引起脑脊液循环梗阻的疾病，如脊髓蛛网膜炎与脊髓肿瘤等，其蛋白质含量可在1.0g/L以上。

（3）脑软化、肿瘤、退行性病变等，脑脊液蛋白可增至0.25～0.8g/L。

（4）多发性神经根炎、浆液性脑膜炎、脑脊髓梅毒、麻痹性痴呆、脑出血、脑栓塞、蛛网膜下腔出血、流行性脑炎、脊髓灰质炎等脑脊液蛋白亦增加。

（二）蛋白电泳

[正常参考值]

1. 前白蛋白　0.03～0.07。

2. 白蛋白　0.51～0.63。

3. α_1 - 球蛋白　0.06～0.08。

4. α_2 - 球蛋白　0.06～0.10。

5. β - 球蛋白　0.14～0.19。

6. γ - 球蛋白　0.06～0.10。

[临床意义]

1. 前白蛋白增高　常见于舞蹈症、帕金森病、手足徐动症等；前白蛋白减少常见于脑膜炎。

2. 白蛋白增高　常见于脑血管病，如脑梗死、脑出血等；白蛋白减少见于脑外伤急性期。

3. α_1 - 球蛋白增高　常见于脑膜炎、脑脊髓灰质炎等。

4. α_2 - 球蛋白增高　常见于脑肿瘤、转移癌、胶质瘤等。

5. β - 球蛋白增高　常见于某些退行性变如帕金森病、外伤后偏瘫等。

6. γ - 球蛋白增高　常见于脑胶质瘤、重症脑外伤、癫痫、视神经脊髓炎、多发性硬化症、脑部感染、周围神经炎等。

（三）葡萄糖定量

[正常参考值]

1. 成人 2.8 ~ 4.5mmol/L。

2. 儿童 3.1 ~ 4.4mmol/1。

3. 婴儿 3.9 ~ 5.0mmol/L。

[临床意义]

1. 脑脊液葡萄糖增高 常见于饱餐或静脉注射葡萄糖后、血性脑脊液、糖尿病、脑干急性外伤或中毒、早产儿或新生儿等。

2. 脑脊液葡萄糖降低 常见于急性化脓性脑膜炎、结核性脑膜炎、霉菌性脑膜炎、神经梅毒、脑瘤、低血糖等。

（四）氯化物测定

[正常参考值]

1. 成人 120 ~ 132mmol/L。

2. 儿童 111 ~ 123mmol/L。

3. 婴儿 110 ~ 122mmol/L。

[临床意义]

1. 增高 见于慢性肾功能不全、肾炎、尿毒症、浆液性脑膜炎及生理盐水静脉滴注时。

2. 减低 见于流行性脑膜炎、化脓性脑膜炎等细菌性脑膜炎，尤其是结核性脑膜炎时最为明显。病毒性脑炎、脑脓肿、脊髓灰质炎、中毒性脑炎、脑肿瘤等，氯化物含量稍低或无显著变化。

七、脑脊液酶学与免疫学测定

（一）脑脊液酶学测定

[正常参考值]

1. 转氨酶（ALT、AST） 约为血清酶活性的 1/2。

2. 乳酸脱氢酶（LDH） 约为血清酶活性的 1/10。

3. 磷酸肌酸激酶（CPK） 低于血清酶活性。

[临床意义]

1. ALT、AST 活性增高 常见于脑梗死、脑萎缩、急性颅脑损伤、中毒性脑病及中枢神经系统转移癌等。

2. LDH 活性增高 常见于细菌性脑膜炎、脑血管病、脑瘤及脱髓鞘病等有脑组织坏死时。

3. CPK 活性增高 常见于化脓性脑膜炎、结核性脑膜炎、进行性脑积水、继发性癫痫、多发性硬化症、蛛网膜下腔出血、慢性硬膜下水肿、脑供血不足及脑肿瘤等。

（二）脑脊液免疫球蛋白测定

[正常参考值]

1. IgG 10～40mg/L。

2. IgA 0～6mg/L。

3. IgM 0～13mg/L。

4. IgE 极少量。

[临床意义]

1. IgG 增高 常见于神经梅毒、化脓性脑膜炎、结核性脑膜炎、病毒性脑膜炎、小舞蹈病、神经系统肿瘤。

2. IgA 增高 常见于化脓性脑膜炎、结核性脑膜炎、病毒性脑膜炎、肿瘤等。

3. IgM 增高 常见于化脓性脑膜炎、病毒性脑膜炎、肿瘤、多发性硬化症等。

4. IgE 增高 常见于脑寄生虫病等。

八、其他脑脊液检查

(一) 压力测定

[正常参考值]

病人取侧卧位时测定。

1. 成人 0.69~1.97kPa。

2. 儿童 0.69~1.96kPa。

3. 婴儿 0.29~0.78kPa。

[临床意义]

1. 压力增高

(1) 颅内各种炎症性病变：化脓性脑膜炎、结核性脑膜炎、霉菌性脑膜炎、病毒性脑膜炎、乙型脑炎、脊髓灰质炎。

(2) 颅内非炎症性病变：脑膜血管梅毒、麻痹性痴呆、脑肿瘤、脑脓肿（未破者）、脑出血、蛛网膜下腔出血、硬膜下血肿、硬膜外血肿、颅内静脉窦血栓形成、脑积水、脑损伤、癫痫大发作、铅中毒性脑病等。

（3）颅外因素：高血压、动脉硬化、某些眼病、头部局部瘀血或全身瘀血性疾病等。

（4）其他因素：咳嗽、喷嚏、压腹、哭泣、深呼吸时等。

2. 压力降低

（1）脑脊液循环受阻：枕大区阻塞、脊髓压迫症、脊髓蛛网膜下腔粘连、硬膜下血肿。

（2）脑脊液流失过多：颅脑损伤后脑脊液漏、短期内多次放脑脊液、持续性脑室引流。

（3）脑脊液分泌减少。

（4）不明原因的颅内压降低（低颅压症候群）。

（5）穿刺针头不完全在椎管内。

（二）比重测定

［正常参考值］

1.005～1.009。

［临床意义］

脑脊液比重增高常见于脑系炎症、肿瘤、出血性脑病、尿毒症、糖尿病等。

（三）酸碱度及气体张力测定

［正常参考值］

1. pH 7.28～7.32。

2. HCO$_3^-$ 22mmol/L。

3. PO$_2$ 5.3～5.9KPa。

4. PCO$_2$ 5.9～6.7kPa。

[临床意义]

（1）脑膜炎双球菌性脑膜炎、糖尿病昏迷、结核性脑膜炎时，脑脊液 pH 常减低。

（2）急性脑梗死时，脑脊液 pH 及 PO$_2$ 降低，而乳酸升高，对判断脑缺氧、代谢和脑血流有帮助。

（四）色氨酸试验

[正常参考值]

阴性。

[临床意义]

化脓性脑膜炎、结核性脑膜炎、流行性脑膜炎，均可出现阳性反应。凡外观为无色透明的脑脊液，本试验阳性，则多为结核性脑膜炎。

（五）乳酸定量试验

[正常参考值]

1.0～2.8mmol/L。

[临床意义]

脑脊液乳酸含量增高常见于化脓性脑膜炎、结核性脑膜炎、脑血流量明显减少、低碳酸血症、脑积水、癫痫大发作或持续状态、脑脓肿、急性脑梗死、脑死亡等。

（六）谷氨酰胺测定

[正常参考值]

0.41～1.61mmol/L。

[临床意义]

脑脊液谷氨酰胺增高常见于肝硬化晚期，进入肝昏迷期时可高达 3.4mmol/L，出血性脑膜炎患者呈轻度增高。